跟诊纪实

唐旭东脾胃病杏林传真

主编 王凤云 李博

北京科学技术出版社

图书在版编目（CIP）数据

跟诊纪实：唐旭东脾胃病杏林传真／王凤云，李博主编. — 北京：北京科学技术出版社，2021. 10
ISBN 978 - 7 - 5714 - 1615 - 7

Ⅰ. ①跟… Ⅱ. ①王… ②李… Ⅲ. ①脾胃病 - 中医临床 - 经验 - 中国 - 现代 Ⅳ. ①R256. 3

中国版本图书馆 CIP 数据核字（2021）第 118852 号

策划编辑：侍　伟
责任编辑：王治华
文字编辑：刘　雪
责任校对：贾　荣
装帧设计：异一设计
责任印制：李　茗
出 版 人：曾庆宇
出版发行：北京科学技术出版社
社　　址：北京西直门南大街 16 号
邮政编码：100035
电　　话：0086 - 10 - 66135495（总编室）　0086 - 10 - 66113227（发行部）
网　　址：www. bkydw. cn
印　　刷：三河市国新印装有限公司
开　　本：850 mm×1168 mm　1/32
字　　数：125 千字
印　　张：6. 625
版　　次：2021 年 10 月第 1 版
印　　次：2021 年 10 月第 1 次印刷
ISBN 978 - 7 - 5714 - 1615 - 7

定　　价：68. 00 元

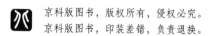

编委会名单

前　言

跟诊是中医传承的重要方式，也是每个医学生进步的必由之路。医学生在跟诊中观察、揣摩、思考，身临其境地学习，能够积累经验，拓展临床诊疗思路，提高诊治能力。

本书通过对唐旭东教授门诊中具有代表性的 22 个病案的回顾，对唐旭东教授诊疗 10 余种消化科常见疾病的经验进行了解析与提炼。

本书分为上、下两篇。上篇为唐旭东教授学术思想概述，下篇为唐旭东教授临床实践纪实。

其中，在下篇中作者精心选取了唐旭东教授门诊中的经典案例，通过对案例的病情回放、背景知识、用药分析及体会的介绍，重现唐旭东教授临床诊疗疾病的实况，解析唐旭东教授临证的思路。病情回放，主要是对真实门诊病案进行叙述，其内容包括病人的基本信息、主诉、现病史、辅助检查、诊断（包括中医诊断和西医诊断）、治则、处方、复诊情况等。背景知识，主要是对诊断明确的疾病进行相关西医知识，如该病的概念、流行病学、诊断依据、诊疗要点等的介绍。用药分析及体会，主要是不同跟诊人分享自己对于跟诊的思考与体会，包括从中医角度对疾病的病因病机进行分析，对唐旭东教授诊疗该疾病的思路进行解析，对唐旭东教授诊治该疾病的遣方用药经验进行提炼与总结。

本书作者为唐旭东教授的传承弟子，这些弟子跟师抄方多年，对唐旭东教授的学术思想有着深刻的认识，对唐旭东教授的临证经验也有着深切的体会，故能准确把握唐旭东教授诊疗疾病的核心与脉络。本书的编写得到了唐旭东教授的大力支持，唐旭东教授不仅亲自审阅书稿，还手写点评部分病案。

本书可供医学生、中西医临床工作者参考阅读。

李 博

目　录

上篇
唐旭东教授学术思想概述

·第一章·
调气论思想钩玄

气机的升降出入是人体生命活动存在的前提和基本方式，而脾胃对人体气机的调节具有重要的作用，这使得脾胃成了维持其他脏腑正常生理功能的关键。因此，调畅脾胃气机不仅对治疗脾胃相关疾病有重要意义，对其他脏腑的相关疾病的预防及治疗也都有重要作用。唐旭东教授提出的"调畅气机——保持机体动态平衡"的学术观点，对胃肠病的治疗有重要意义。现将唐旭东教授调气论的学术思想与临证经验整理、总结如下。

一、 气机调畅理论的形成

气机在人体内出入是有序的，人体平衡靠气机升降维持。气机运动形式多样，可以用"升降出入"4个字来概括。《素问·六微旨大论》云："非出入则无以生长壮老已，非升降则无以生长化收藏。"这说明人体脏腑经络、气血津液各种功能活动和相互之间的平衡变化，均须依赖气机的升降出入。用药调节以使异常之气机恢复如常是唐旭东教授的常用之法。他认为，现代人的生活环境和生活方式的改变，容易导致气机紊乱，需以调畅气机为常法。

随着社会的发展、人们生活水平的提高，人们的居住条件发生了变化，饮食也有了很大的改变，由过去的饥寒交迫变成了天天肥甘厚味，而且久坐少动。不良的饮食习惯及不合理的饮食结构，加之缺乏劳动和锻炼，常会诱发一系列疾病。首当其冲的就是消化系统疾病，如胃食管反流病、消化不良、慢性胃炎、慢性便秘或腹泻等，其次是高脂血症、冠心病、糖尿病等，正所谓"内伤脾胃，百病由生"。另外，随着生活节奏的加快、工作压力的增加，社会心理因素对胃肠病的影响也越来越大，正如《临证指南医案》所云："肝为起病之源，胃为传病之所。"气血的产生和运行离不开脾升胃降的功能，也离不开肝气的疏泄功能，只有气机升降正常，水谷才能化生为精微而后送到全身，正如《血证论》所言："食气入胃，全赖肝木之气以疏达之，而水谷乃化。"因此，唐旭东教授认为饮食失调是诱发胃肠病的主要因素，情志不畅是导致胃肠病的关键因素。

唐旭东教授从事胃肠病中医药治疗工作 36 年，其学术思想是在《黄帝内经》理论的基础上，继承和发扬诸家之长，经过长期反复实践，并与现代胃肠动力学理论、现代中药药理学融会贯通而成。

唐旭东教授认为外邪客胃，饮食失节，或七情所伤，均可导致脾胃气机升降失常。气逆于上则嗳气或反流，气滞于中则胀满或堵闷，气陷于下则下痢或脱肛，腑气不降则大便不畅或便秘。从现代消化道病理生理学的角度分析，以上症状产生的主要机制在于胃肠道动力功能的紊乱与障碍，临床常见的胃食管反流病、功能性消化不良、肠易激综合征或便秘等功能性胃肠病，从调畅气机入手，多效如桴鼓。

二、 气机调畅是各脏腑生理功能正常的基础

中医学讲整体观，认为人体是一个统一的整体，各脏腑组织器官不仅在生理功能上存在相互制约、相互为用的关系，在病理上也相互影响。肝之升发、肺之肃降、心火下降、肾水气化、肺主呼气、肾主纳气等，无不显示气机调畅在人体中的重要作用。

（一） 脾胃的运化功能为其他脏腑生理功能的基石

《黄帝内经》提出"正气存内，邪不可干""邪之所凑，其气必虚"。脾胃为后天之本，气血生化之源。胃气是指脾胃的生理功能和生理特性。胃气的盛衰有无，关系到人体的生命活动和存亡，所谓"有胃气则生，无胃气则死"，胃气强则五脏强，胃气弱则五脏衰。胃主受纳，脾主运化，一纳一运，使

水谷化为精微，以化生气血津液，供养全身。《灵枢·平人绝谷》曰："胃满则肠虚，肠满则胃虚，更虚更满，故气得上下。"从现代医学的角度看，脾胃的运化功能与消化道的移行性复合运动高度一致。由于脾胃的运化功能可以影响消化系统的功能及整个机体的营养来源，因此，正常的脾胃功能对人体生命活动具有十分重要的意义，正如《素问·经脉别论》所言"饮入于胃，游溢精气，上输于脾，脾气散精，上归于肺，通调水道，下输膀胱。水精四布，五经并行"。这也为"治脾胃以安五脏"奠定了理论基础。

（二）脾胃的气机升降功能维持着各脏腑气机的正常运转

脾胃居于中焦，为后天之本，是气机升降的枢纽，有制约各脏腑气机过度升降、维持人体气机平衡的作用。五脏六腑的营养及生理功能，均与脾胃的气机升降功能密切相关，正如唐容川《血证论·唾血》所言"其气上输心肺，下达肝肾，外灌溉四旁，充溢肌肉，所谓居中央，畅四方者如是"。脾胃是心、肺、肝、肾四脏生理功能的中心。脾胃供给全身营养，心、肺、肝、肾的生理功能都依赖于脾输布的水谷精微的滋养，并且它们的升降浮沉运动均以脾胃为枢纽，若脾胃虚，则五脏俱病。

（三）气机失调是胃肠病产生的主要病理基础

脾胃运化功能正常，则全身气机升降有序；脾胃气机升降失常，则清阳之气不能敷布，饮食水谷无法摄入，精微营养无法生成、转输，废物糟粕无法排出，继而可变生多种病证，如肥胖症、高血压、糖尿病等，出现痰湿中阻，清阳不升所致的头重昏蒙，湿阻中焦，气机不利所致的胸闷气短、咳嗽咳痰，湿滞下焦，气机不利所致的腹胀、大便黏滞不畅等症状；同时各脏腑气机失调的病证，往往又可以通过调理脾胃而获效，即周慎斋《慎斋遗书》所谓"诸病不愈，必寻到脾胃之中，方无一失"。张仲景言："四季脾旺不受邪。"脾胃功能异常，则临床上多见脘腹痞满、纳谷不香、头晕身重、乏力便秘等症状。对于许多非消化系统疾病，如血液病、妇科病、皮肤病、呼吸系统疾病等，诸医家均注重从脾胃论治，充分体现了脾胃在人体中的重要作用，正如黄元御在《四圣心源》中所说："中气衰则升降窒……四维之病，悉因于中气。"中气一病，则各脏腑无所不病。

疾病的发生发展是人体气机失去正常的状态，"阴平阳秘"的动态平衡被打破的结果。升降失常多同时存在并相互影响，只升不降或只降不升的病理变化一般不可能存在，临床上所见到的升降太过或不及仅仅是谁主谁次、谁缓谁急的区别。叶天士云："脾宜升则健，胃宜降则和。"脾升是胃降之前提，胃降是脾升的保证，只有清气正常地上升，浊气才能顺畅地下降，而浊气之下降又能促使清气顺利地上升。

脾胃气机升降失调可分为升降太过、升降不及和升降反常3种情况。

升降太过是指脏腑气机的升降超出正常的生理活动范畴。胃、肺、大肠均以通降为顺，若大肠通降太过，就会导致泄泻、下痢等症状，胃气不降则易导致呕吐、反胃、痞满堵闷等症状。

升降不及是指脏腑功能低下，气机受阻，运行不畅，导致升降作用力度不够。脾气主升，若脾气虚弱，则清气不升而导致头昏耳鸣、倦怠乏力等症；胃气主降，若气虚传导无力，则糟粕停滞而导致腹胀、便秘等症。

升降反常是指与脏腑气机升降的正常生理活动相反的现象，即脾气当升不升，反而下陷，导致下痢、脱肛等症，即所谓"清气在下，则生飧泄"，胃气当降不降，反而上逆，导致恶心、痞满、呕吐等症，即所谓"浊气在上，则生䐜胀"。

肝藏血，主疏泄，喜条达，恶抑郁。情志异常会干扰人体的气血运行，导致气血运行不畅甚至瘀滞；反过来，气血运行通畅，人才能拥有良好的精神心理状态。正如何梦瑶在《医碥》中所言："百病皆生于郁，人若气血流通，病安从作？一有怫郁，当升不升，当降不降，当化不化，或郁于气，或郁于血，病斯作矣。"

疏泄失常表现为疏泄太过和疏泄不及 2 种情况。

疏泄太过是指肝气呈亢奋状态，若气的升发太过，则易导致气机逆乱的病理变化。《素问·生气通天论》曰："大怒则形气绝，而血菀于上，使人薄厥。"肝气太过，横逆乘脾犯胃，乘脾则脾之清阳不升，导致头晕、精神不济等症；犯胃则胃失和降，导致恶心欲呕、嗳气等症。

疏泄不及即肝气呈抑郁状态，为气的升发不足，气机受阻，肝气不疏。肝气郁滞，气机受阻，临床上多表现为少食纳呆、腹胀、便溏或便秘等木不疏土之证候。

三、 调畅气机是治疗胃肠病的关键

唐旭东教授认为治疗胃肠病当以"调气机"为先，总宜以"通"为补，以"和"为贵，以人体"平衡"为目标，强调诊治过程中不能只见"病"不见"人"，而应审证求因，整体辨证，主张"脾宜健，肝宜疏，肺宜宣"。其调理之法，甚为灵活，尤重健脾、疏肝、宣肺，兼顾清热、滋阴、活血。

（一） 健脾和胃是调畅气机之根本

脾与胃同属五行之土，脾为阴土，胃为阳土；脾主运化，胃主受纳；脾喜燥而恶湿，胃喜润而恶燥。"脾胃以膜相连"，位居中央以运四旁，通连上下，为气机升降的枢纽。二者在生理上相互联系，在病理上相互影响。调胃之法，以降为先，治脾之法，以升为主，因此唐旭东教授在治疗慢性胃肠疾病时，若病单纯在胃，以降气和胃为主，常遣香苏散、二陈汤之类。若胃失和降及脾，或胃不和降并伴有脾虚运化乏力，则脾胃同治，一般采用健脾理气之法。气虚者健脾补气，用异功散或香砂六君子汤加减，药用生晒参、生黄芪、党参、茯苓之类；气滞者健脾行气，用枳术丸或加味香苏散加减，以白术健脾祛湿助脾运，枳实行气消积，使白术补而不滞，加味香苏散中有香附、紫苏叶、陈皮，素有胃气痛、胃寒痛者都可用之；气逆者和胃降逆，可用小半夏汤，半夏下气逐饮，生姜温中降逆，热象明显者可酌加柿蒂、竹茹。

脾虚失运，易生湿、生痰，阻滞三焦气机。湿邪在上焦者，多加藿香、佩兰等辛香宣透之品芳香化湿；湿邪在中焦者，加黄连、半夏、苍术等辛开苦降之品燥化湿浊；湿邪在下焦者，加猪苓、茯苓等甘淡渗利之品为湿邪开路。如此，则上焦得开，中焦得运，下焦小便通利，气机畅通无碍。综观唐旭东教授治湿之法，如芳香化湿、苦温燥湿、淡渗利湿、健脾化湿等，其用药无不偏于温，盖因通阳不忌温，湿为阴邪，非温则无以化。湿重于热者，治以化湿为主，兼以清热，如藿朴夏苓汤；湿热并重者，治以化湿清热两相兼顾，如王氏连朴饮；热重于湿者，治以清热为主，兼以祛湿。三仁汤为唐旭东教授常用之方，该方由半夏厚朴汤方加白蔻仁等加减化裁而成，虽三焦兼顾，然偏重中焦脾胃，白蔻仁、杏仁、薏苡仁三仁并用，取宣上、畅中、渗下之意。治疗中，唐旭东教授常加黄芩、滑石以清化，如有口干、口苦等伤津之象，则加芦根生津清热，湿化方入麦冬、沙参等滋阴之品。这些用药特点体现了唐旭东教授调畅气机以给邪出路及理气防伤阴的思想。

（二） 疏肝行气是调畅气机之用

肝主疏泄，喜条达，恶抑郁，以通为用，既可调畅气机，又能协助脾胃之气的升降。现代人由于生活压力增大，出现了大量肝气不疏、肝郁的病人。唐旭东教授认为肝郁日久可致血瘀，血瘀反过来又可以加重肝郁气滞。因此，唐旭东教授在疏肝的同时，常用陈皮、青皮、香附等理气，以橘叶、橘核、丝瓜络等通络，以川芎、延胡索、失笑散等活血化瘀。除疏肝活血外，清热滋阴也有助于脾胃运化功能。"气有余便是火"，气郁则生火，此时可用丹栀逍遥散加减以疏肝清热；肝郁多易化火伤阴，故常用柔肝养阴、清热宁心之品，可选用滋水清肝饮，此方体现了"忌刚用柔"的特点。

（三） 宣畅肺气是调畅气机之要

肺主一身之气，为人体功能维系之动力。《素问·五脏生成》曰："诸气者，皆属于肺。"肺在脏腑中位置最高，为五脏六腑之华盖，肺气的宣发和肃降，影响着全身的气机。肺气轻清宣散，使人体气血津液布养周身；肺气肃降，使质重之浊气下归大肠。肺气闭阻，则枢机不畅，变证由生。例如肺与大肠相表里，肺失宣降，则大肠传导失常，从而引起便秘。肺的宣发肃降对调节一身之气的升降出入起着重要的作用，因此，宣畅肺气是调畅气机的一个重要方面。唐旭东教授临证时方中常用杏仁、瓜蒌皮（仁）、枇杷叶等宣肺之品，来恢复气机的条达，肺气宣则肠道通畅，这其中就蕴含了"提壶揭盖水自流"的意思。

唐旭东教授认为，人身之气机贵在流动，气机调畅则脾胃之运化、肝之疏泄、肺之宣发肃降等脏腑功能偏颇得以纠正，使脾升胃降、肝气条达、肺气宣肃正常，又可以助气机达到稳态。控制情绪、注意饮食、勤于锻炼等多种养生保健的方法也为调畅气机的重要辅助手段。唐旭东教授临证注重细节，详于辨证，立法遣药，无论行气活血还是理气化湿，皆选轻清灵动之品，常可达到"四两拨千斤"之效。

（王凤云）

·第二章·
脾胃 "通降论" 及其应用

脾胃"通降论"是我国著名中医学家董建华院士提出的脾胃病论治方面的核心学术思想之一。自20世纪50年代被提出以来，经过不断的临床验证及学术传承发展，脾胃"通降论"在众多胃肠病，如胃食管反流病、功能性消化不良、慢性胃炎、功能性便秘等的治疗中发挥了重要的指导作用，在中医脾胃病论治领域产生了重要的影响。

脾胃"通降论"是在传承传统中医学对脾胃生理、病理认知的基础上，结合现代医学对胃肠病认识的深化、发展而成。"通"为通畅、无障碍，"降"为和降、下行。脾胃"通降论"将胃肠道视为一个目标动力系统，认为脾胃功能的实现以维持胃肠道的通畅下行为根本，并以此为基础，发展出了以恢复脾胃通降为目的的系列治则治法及方药体系。脾胃"通降论"的源头可追溯至《黄帝内经》。《素问·五脏别论》云："六腑者，传化物而不藏，故实而不能满。所以然者，水谷入口，则胃实而肠虚，食下，则肠实而胃虚，故曰实而不满，满而不实也。"该句话从总体上对脾胃的动态特征做了说明。金元时期，由于"补土派"的兴起，在脾胃升降问题上，医家特别强调生长和升发的一面，对"通降"的问题论述较少。明清时期，关于脾胃"通降"的一面在一定程度上重新得到了重视。《温热经纬》云："盖胃以通降为用。"《临证指南医案》指出："治脾之药，腑宜通，即是补""腑病以通为补""总之脾胃之病，虚实寒热，宜燥宜润，固当详辨。其于'升降'二字，尤为紧要。盖脾气下陷固病，即使不陷，而但不健运，已病矣。胃气上逆，固病，即不上逆，但不通降，亦病矣"。在长期临床实践的基础上，董建华院士提出了脾胃"通降论"，这既是对传统脾胃通降相关论述的继承总结，也是对传统脾胃学说的重要补充和深化。

一、 脾胃 "通降论" 的内涵

"通降论"以脾胃的动态功能正常为核心，以脾胃通降失常的病理表现为补充，其主要特点可归纳为以下 2 个方面：脾胃病认识上的"三要素"，即生理上以降为顺、病理上因滞而病、治疗上以通祛疾；脾胃病治法上的"二点论"，即脾胃分治与脾胃合治[1]。

（一）脾胃病认识上的 "三要素"

1. 生理上以降为顺

胃在生理上以降为顺，如《灵枢·平人绝谷》云："胃满则肠虚，肠满则胃虚，更虚更满，故气得上下，五脏安定，血脉和利，精神乃居。"而"更虚更满"的特点就是"降"，说明通降是胃腑的特征，是气机顺畅、脏腑功能调和的前提。从生理而言，脾胃共主中州，脾主运化，胃主受纳；脾主升，胃主降，脾胃是气机升降的枢纽，但胃的通降是脾主升清的前提和基础。脾胃通降功能正常的表现为脾胃气机通畅，胃腑传化物及脾主升清功能正常。现代胃肠动力学理论认为，消化系统的功能包含消化和吸收 2 个方面，而消化与吸收的过程体现出消化系统分泌的节律性以及消化道管腔由上而下、系统一致的移行性复合运动的特点，并且消化道管腔的有节律性的向下移行性复合运动成为食物消化、营养吸收的前提条件，消化系统在整体上表现出了高度的协同一致性，这与中医学脾胃"通降论"的认识是一致的。

2. 病理上因滞而病

脾胃通降失调在病理上主要表现为因滞而病。一方面，人体正气不足，气血阴阳亏虚，可使脾胃失于温养、濡润或推动；另一方面，各种病理产物，如痰饮、瘀血、食积等的积聚，也会影响脾胃的通降功能。在临床上，脾胃的通降功能失调表现为以下 3 个方面：①胃气不降，常表现为噎膈、脘腹胀满、便秘等；②胃气上逆，常表现为呕吐、嗳气、呃逆等；③脾失升清，常表现为腹泻、疲乏、精神倦怠等。

3. 治疗上以通祛疾

脾胃"通降论"在治疗上以通祛疾，强调恢复正常的脾胃通降功能，因此，在治法上不是单纯使用通降攻泻之法，而是审证求因，因势利导，在广义上包含了以恢复脾胃的通降之性为治疗目标的系列治则治法。病情属实者，以通降为主，专祛其邪，不可误补；病情属虚者，补虚为主，不可妄攻，同时反对误补、漫补；虚实夹杂者，则通补并用，补虚行滞，标本兼顾。常用治法有健脾益气法、温中补虚法、养阴和胃法、抑肝扶脾法、行气通便法、消食导滞法、理气化湿法、清热化湿法、理气降逆法、疏肝解郁法、行气活血法等。

（二）脾胃病治法上的 "二点论"

1. 脾胃合治

脾胃同居中焦，在解剖结构上"脾与胃以膜相连"；在生理上，脾主运化升清，胃主受纳腐熟，二者共同调节着饮食物的消化吸收；在气机方面，脾主升，胃主降，二者配合，保证气机的调畅；在病理方面，脾胃之间常相互影响。在临床治疗中，常在补脾之剂中辅以健胃之品，或者在理气降气之方中佐以升清之品，这就是脾胃合治的体现。

2. 脾胃分治

在脾胃合治的同时，要注意脾与胃在生理、病理上的不同之处，临床上注意区别对待。脾属脏，藏精气而不泻，胃属腑，传化物而不藏；脾主升，胃主降；脾喜燥，胃喜润。因此临床治疗上各有侧重，在虚证方面，多侧重于脾，在实证方面，多侧重于胃。

二、脾胃“通降论”的诊治要点

脾胃“通降论”以恢复脾胃的通降功能为根本，但“通”之法各有不同，诚如《医学真传·心腹痛》中所言：“通之之法，各有不同，调气以和血，调血以和气，通也；下逆者使之上行，中结者使之旁达，亦通也；虚者助之使通，寒者温之使通，无非通之之法也，若必以下泄为通，则妄矣。”临证时应从病证的虚实、寒热、气血、病理产物等方面综合把握病机，进行施治，以恢复脾胃的通降功能。

（一）虚实

虚是以正气不足为矛盾主要方面的病理反应，表现为机体的精、气、血、津液亏少和功能衰弱，脏腑经络功能低下，抗病能力减退；实是指邪气亢盛，以邪气盛为矛盾主要方面的病理反应。虚与实之间可以相互转化和兼夹。各种实性病证如迁延不愈，导致脏腑功能下降，可转变为虚证；而各种虚性病人因机体功能不足，易在原有病证的基础上产生湿邪、瘀血等病理产物，临床上出现虚实夹杂证候。以补虚为主的治法包括健脾益气法、温中补虚法、养阴和胃法、润肠通便法等；以泻实为主的治法包括行气降胃法、消食导滞法、清热化湿法等。

（二）寒热

寒热是反映机体整体功能状态的要素之一。一般而言，各个证候中均易夹杂有寒热的因素。寒与热之间可以相互影响。各种热证失治误治，迁延日久，可转变为寒证；而各种寒证迁延不愈，气机不畅，郁而化热可表现为寒热错杂的证候。

（三）气血

胃为多气多血之腑，脾胃受病易发生气机阻滞、血络失和等病理表现。气血之间往往相互影响，气滞可以导致血瘀，而血瘀内阻，有形之邪阻滞气机，又可造成气滞。以调理气血为主的治法有理气和胃法、疏肝解郁法、活血化瘀法等。

（四）病理产物

脾胃功能下降，不能运化水谷精微，或迁延不愈，久病入络，或饮食内停，易造成湿邪、瘀血、食积等病理产物的积聚。而病理产物又可作为继发病因，损伤正气，阻滞气机。针对这些病理产物，常用治法有清热化湿法、活血祛瘀法、消食导滞法等。

综上所述，"通降"是脾胃正常的生理状态，是脾胃在动态功能上的直接体现，而"通降"之法，非以单纯理气通降为目的，而是以从整体上恢复脾胃的通降之性为要求。

三、脾胃"通降论"与"补土论"的关系

"补土论"是金元四大家中李东垣的核心学术思想，其在脾胃病乃至中医病证的诊治方面发挥着重要的临床指导作用。该理论系统阐述了脾胃清阳之气在人体中的重要地位和作用，强调"脾胃一伤，百病丛生"，在脾胃功能的动态描述方面，强调了脾胃升降中生长和升发的一面。李东垣认为只有谷气上升，脾气升发，元气才能充沛，因此他创立了补中益气汤、升阳散火汤等一系列临床有效的方剂。"补土论"的提出与金元时期战乱不断、灾疫频发、饥饿连年、民不聊生的社会背景有着密切的关系，而随着人民生活水平的提高，众多功能性胃肠病开始出现，脾胃"通降论"逐渐展现出其重要的现实意义和指导作用。"通降论"强调胃肠道是一个目标动力系统，具有整体的目的性。只有使脾胃保持正常的通降，才能使升清的功能顺利实施。"通降论"是将"补土论"的理论前提进行了深化，是吸收了"补土论"及后世医家如叶天士等治疗脾胃病的相关经验，并结合现代医学知识进行完善的一种学说，是在"补土论"基础上进一步发展和提升出来的。二者并不矛

盾，是互相为用、相互补充的。

四、 脾胃 "通降论" 应用研究体会

（一） 临床研究

唐旭东教授在针对胃食管反流病、慢性胃炎及胃癌前病变的中医药治疗进行临床研究时，注重以脾胃"通降论"为指导，以恢复胃腑的通降特性、改善胃内环境为中心。以胃食管反流病的中医药治疗为例，笔者受唐旭东教授学术思想的影响，不仅专注于抑制胃酸，还强调脾胃分治，重在降逆和胃、降气导滞。如通降颗粒以通降胃气的香苏饮为基础化裁而来，由紫苏梗、香附、陈皮、枳壳、黄连、甘草等中药组成。胃食管反流病（非糜烂性反流病）的随机、双盲、安慰剂对照临床试验表明，通降颗粒可以明显改善病人的烧心、反酸等症状，同时，对伴有的嗳气、胃痛、胃胀等症状也表现出了明显的疗效，具有疏肝和胃、理气通降的作用，与"通降论"对胃肠病的认知特点相吻合[2]。笔者在国家"十一五"科技支撑计划"胃癌前病变早期诊断早期治疗的关键技术研究"及国家中医药管理局公益性行业科研专项"慢性胃炎中医药防治技术及规范的转化应用研究"等临床研究中，均以"通降论"为指导，依据临床实践专家共识制定临床干预的综合方案，初步研究结果证实了脾胃"通降论"的实际应用意义。

（二） 实验研究

对"通降论"代表处方通降颗粒的实验研究表明，通降颗粒可以提高反流性食管炎模型大鼠的血浆胃动素水平，并能明显降低甲基橙胃残留率，促进实验鼠胃排空；同时，通降颗粒可降低实验性反流性食管炎大鼠的胃酸水平，减轻胃酸对食管黏膜组织的损伤[3-5]。

（三） 临床疗效评价研究

"通降论"将脾胃系统视为一个功能整体，认为脾和胃之间相互影响。食管、胃、小肠、大肠之间在生理、病理上相互关联。现代医学认识到功能性胃肠病胃肠症状重叠现象严重，单靶点的化学药物难以满足临床的需要。笔者承担的基于国家科技基础条件平台建设研究子项目"慢性胃肠疾病病人报告临床结局（PRO）量表的初步研制"，正是以"通降论"对脾胃病的系统认识为依据开发的。该量表从反流、消化不良、排便状况、心理情绪、全身状况、社会功能6个维度对临床疗效进行评价，具有良好的信度和效度，为功能性胃肠病及其他慢性胃肠疾病提供了全新的、符合中医药认知特点的 PRO 量表，可以较好地反映中医药复方疗法的疗效优势，目前已经在国家"十一五"科技支撑计划"胃癌前病变早期诊断早期治疗的关键技术研究"及国家中医药管理局公益性行业科研专项"慢性胃炎中医药防治技术及规范的转化应用研究"等课题中应用[6]。

五、 脾胃 "通降论" 未来研究展望

"通降论"是在继承脾胃病经典理论基础上，结合现代中医临床实践提出的新理论，符合现代胃肠动力学的相关理论，在指导中医脾胃病的临床论治方面具有较强的实用价值。同时实验研究也证实，以脾胃"通降论"为指导的中药复方，如通降颗粒，具有促进胃肠动力、抑酸等作用，与消化道的生理、病理特点相吻合。需要说明的是，"通降论"是包括脾胃（胃肠道）生理、病理、治疗在内的有机的体系，而不是单纯的理气通降法。它在宏观上围绕恢复胃肠道动力的目标，将虚实、寒热、气血、病理产物等有机统一起来，形成一个完整的体系。

一个新理论的成熟是一个相对缓慢的过程，需要众多的人去验证和完善。从宏观上来说，看一个理论是否对临床有指导作用，关键是看在该理论指导下的治则治法及处方在临床上的实用价值。目前在该理论的指导下，试制出的一些有临床价值的处方，如治疗胃食管反流病的通降颗粒、治疗肠易激综合征的肠安合剂等，在临床上均有较好的疗效。但对其他消化系统常见的疾病如慢性胃炎、功能性消化不良等，有必要进一步加强相关的理论研究，经历"协定方"—"验证方"—"优化

方"的过程，由粗至精，加强脾胃"通降论"指导下的系列中药制剂建设。与此同时，应积极开展以通降作用为特征的相关方药的基础研究，探讨这些方药宏观、微观的作用机制，反证"通降论"的科学性，使其不断完善，并最终形成完善的、特色鲜明的中医脾胃病通降理论，进一步广泛地指导脾胃病诊治的临床实践。

参考文献

[1] 唐旭东. 董建华"通降论"学术思想整理 [J]. 北京中医药大学学报, 1995, 18（2）: 45 - 48.

[2] LI B S, LI Z H, TANG X D, et al. A randomized, controlled, double - blinded and double - dummy trial of the effect of Tongjiang Granule on the nonerosive reflux disease of and Gan - Wei incoordination syndrome [J]. Chinese Journal of Integrative Medicine, 2011, 17（5）: 339 - 345.

[3] 唐旭东, 吴红梅, 王志斌, 等. 通降颗粒对大鼠实验性反流性食道炎的作用机制的研究 [J]. 中国中药杂志, 2006, 31（2）: 136 - 138.

[4] 唐旭东, 吴红梅, 王志斌, 等. 通降颗粒对大鼠实验性反流性食管炎的疗效评价研究 [J]. 中国中西医结合杂志, 2006, 26（9）: 818 - 821.

［5］唐旭东，吴红梅，邵燕，等. 通降颗粒对实验动物胃排空功能的影响 ［J］. 中国实验方剂学杂志，2006，12（5）：24－26.

［6］唐旭东，王萍，刘保延，等. 基于慢性胃肠疾病病人报告临床结局测量量表的编制及信度、效度分析 ［J］. 中医杂志，2009，50（1）：27－29.

（卞立群）

·第三章·
传承"通降论"，创建脾胃病辨证新八纲

　　脾胃学说是中医理论体系最具生命力的学说之一，其理论源于《黄帝内经》，辨证法于仲景，集大成者则系东垣。董建华院士对脾胃学说潜心研究，师古而不泥古，在长期临床实践的基础上，提出了脾胃"通降论"，既是对脾胃通降相关论述的继承总结，也是对传统脾胃学说的重要补充和深化，在中医学术界有着深远的影响。

　　中医学的理法方药是一个完整且完善的体系，理是法、方、药之纲，理明法自立，方遵法组成。临床重在理法方药功底深厚及其系统一致，在明理之上识证准确才是后续立法遣方用药的根基与前提。唐旭东教授跟随董建华院士多年，在传承脾胃"通降论"的基础上，创建脏腑、虚实、气血、寒热之脾胃病辨证新八纲，以期能将董建华院士的脾胃"通降论"的学术思想落实，为消化系统疾病临床中医辨证提供具体抓手和操作技术路线。

一、 落实 "通降论" 之途径——辨证新八纲

明理方可准确辨证，识证才能对证用药，所以辨证方法是基础理论与立法遣方用药之间的桥梁，也是临床专家的临证抓手。辨证是中医探讨疾病发生发展机制的根本方法，是将四诊所收集的各种症状及检查所得的资料加以分析、综合、归纳，从而得出疾病的证候诊断结论的方法。中医辨证分析疾病的方法多种多样，八纲辨证则是各种辨证方法的总纲，其名称由近代祝味菊先生在《伤寒质难》一书中提出："所谓八纲者，阴、阳、表、里、寒、热、虚、实是也。古昔医工，观察各种疾病之证候，就其性能之不同，归纳于八种纲要，执简驭繁，以应无穷之变。"八纲辨证被认为是外感内伤诸疾临床辨证之准绳和大纲。

唐旭东教授在此基础上，承袭董建华院士的脾胃"通降论"之思想，结合多年临床实践，创建脾胃病辨证新八纲——脏腑、虚实、气血、寒热。脾胃病辨证新八纲既是消化系统疾病临床中医辨证的具体抓手和操作技术路线，也是将"通降论"的思想落实的方法。

二、 辨证新八纲要义

（一） 辨脏腑——以明确发病病位为辨证基础

清代唐容川在《血证论》中指出："脏腑各有主气，各有经脉……业医不知脏腑，则病原莫辨，用药无方。"脏腑功能各有特点，同种病邪侵犯的脏腑不同，发病及症状就不相同。因此，脏腑辨证是疾病定位的重要依据，在中医辨证体系中处于核心地位。

唐旭东教授认为脾胃疾病在病位上层次有三，一为胃本腑自病、胃病及脾，二为胃（脾）病及他脏，三为他脏及胃（脾）。初起病位主要在胃，无论外邪、饮食、情志均可导致胃气受损，轻则气机壅滞，重则和降失司。病久则影响脾，则导致脾胃合病。《素问·五运行大论》说："气有余，则制己所胜而侮所不胜；其不及，则己所不胜，侮而乘之，己所胜，轻而侮之。"基于五脏五行生克制化体系，胃（脾）病及他脏的证候常表现为土虚木乘、土虚水侮、土不生金。他脏及胃（脾）的证候常表现为心火及胃、肺金及胃、肝木及胃等。以胃脘痛为例，临证时需辨明病位之单纯在胃，还是在肝、在脾。受寒、冒暑、伤食、积热易于伤胃，胃气壅滞，不降反逆；情志不遂易于伤肝，肝气郁结，横逆犯胃，致肝胃气滞、肝胃郁热。日久或郁而化热，或久病入络，或耗伤胃阴。久病及脾，可见脾气虚弱，中气下陷，或见脾阳不振。

以脏腑为纲，可将胃病治法分为单纯治胃法、脾胃合治法、从他脏他腑调治脾胃法 3 类。单纯治胃法如理气和胃法、化瘀通络法、温胃散寒法、养阴益胃法、清热和胃法、泻下通腑法、降逆和胃法等；脾胃合治法如温中补虚法、升阳降浊法、化湿运脾法等；从他脏他腑调治脾胃法如从肝治胃法（如疏肝和胃法、清肝和胃法、柔肝养胃法）、从心治胃法（如清心益胃法、补益心脾法）、从肺治胃法（如宣肺降胃法、肃肺通腑法）、从肾治胃法（如补火生土法、滋肾益胃法）。诚如《金匮要略》所云："五脏病各有所得者愈，五脏病各有所恶，各随其所不喜者为病。"以脏腑为纲，不仅是明确病位为辨证基础，更是指导治疗的重要手段。

（二）辨虚实——以明确病证特性为辨证要点

《素问·调经论》有云："百病之生，皆有虚实。"或饮食不节，或外感受邪，或情志不畅，造成食积、湿邪、气滞等实邪内阻，日久可致脾失健运，气血精微化生不足，出现乏力、畏寒等虚象；中气不足，气机升降失司，又可出现气机阻滞，化痰生湿。由于脾与胃不同的生理特性及病理特点，胃病多实，脾病多虚。同时因虚致实，因实致虚，虚实夹杂证在脾胃疾病中尤为常见。故临证时当以明辨虚实，明确邪正盛衰为要点。

关于虚实辨证之法，以胃脘痛为例，《景岳全书·杂证谟·心腹痛》论述："痛有虚实……辨之之法，但当察其可按者为虚，拒按者为实；久痛者为虚，暴痛者为实；得食稍可者为虚，胀满畏食者为实；痛徐而缓，莫得其处者为虚，痛剧而坚，一定不移者为实；痛在肠脏中，有物有滞者多实，痛在腔胁经络，不干中脏而牵连腰背，无胀无滞者多虚。脉与证参，虚实自辨。"

以虚实为纲进行辨证，对脾胃虚证、实证，尤其是虚实夹杂证的论治有着重要的意义。通过虚实辨证，可以为治疗的补泻提供基本依据。虚实辨证准确，补泻方能无误。轻重恰当、平衡补泻才不致犯"实实""虚虚"之戒。

（三）辨气血——以明确在气在血为辨证中心

《医林改错·气血合脉说》中有："治病之要诀，在明白气血，无论外感内伤，要知初病伤人何物，不能伤脏腑，不能伤筋骨，不能伤皮肉，所伤者无非气血。"指出气血为致病之起因，百病始生，皆伤气血。胃为多气多血之腑，以气血调畅为贵，其病证也有一个由气及血的演变过程，临证当明辨病证之在气、在血。一般气滞在先，血瘀在后。气滞病浅而较轻，未及络脉；血瘀病深而较重，病在络脉。气血二者相互影响。叶天士《临证指南医案》曰："初病在气，久必入血，以经脉主气，络脉主血也。"以胃脘痛为例，初起多病在气，具体表现为胃痛且胀，以胀为主，痛无定处，窜走胸胁，时作时止，聚散无形。胃病日久多病在血，久病入血，临床多表现为胃痛持久且夜甚，胃痛如刺、如刀割，痛有定处，固定不移，舌质紫暗，甚则呕血、黑便。气血之间往往相互影响，气滞可致血瘀，而血瘀内阻，有形之邪阻滞气机，又可造成气滞，临床多见气机阻滞、血络失和的病理表现。

唐旭东教授认为将气血辨证运用于临床，对于气病、血病、气血同病而见气虚血瘀或气滞血瘀证候者，治疗时均需注重调气活血。调畅气机以复其通降，既能使气滞消而免生血瘀之变，又可因气行则血行而助血瘀消散。同时，应视证情决定调气与活血的孰轻孰重，或调气以和血，或调血以和气。

（四）辨寒热——以明确机体状态为辨证要素

脾为太阴，其气易虚，虚则生寒；胃为阳明，其性易实，实则生热。寒与热之间常相互影响，相互转化，例如脾胃运化不及，水湿不化，日久湿蕴生热，或进食辛辣厚重之味使湿热内生，而各种热证失治误治，迁延日久耗气，可转变为寒证；同样，各种寒证迁延不愈，气机不畅，郁而化热，可表现为寒热错杂证。故而临证需辨明寒热，以明确机体状态。

寒热辨证可将脾胃疾病分为单纯寒证、单纯热证和寒热错杂证。寒证常以喜热恶冷、便溏、舌苔白润、脉缓为审证要点。热证常以烧心、便干、喜冷、苔黄、脉数为审证要点。脾胃疾病中以寒热错杂证最为常见,其审证要点为寒证和热证交结并见,即病人表现出某些寒证,兼见便干、苔黄、脉数等热象;病人表现出某些热证,兼见便溏、苔润、脉缓等寒象。寒热错杂证以"冷热好恶、大便性状、舌苔颜色、脉象"为审证要点中之要点。

治疗方面,面对寒热错杂之病证,寒热药物同处一方时,当审寒热的主次、辨寒热之部位、察寒热之真假,以指导处方用药。

三、 辨证新八纲临床运用释要

辨证是基于对疾病病因、病机的认识,结合四诊,尤其是问诊获得的病情资料,进行整理、分析、综合、推理、判断的思维过程,从而明确疾病发展过程中某一阶段的病因、病性、病位、病势,揭示疾病的本质,为临床论治提供依据。在临床上,辨证是一门非常复杂且灵活的学问,常常需要边诊边断,边断边诊。那么制定一个指导临床问诊、辨证的纲领就显得十分必要。唐旭东教授辨治脾胃疾病,从脏腑、虚实、气血、寒热4个维度进行问诊和辨证,从而指导遣方用药,纲目分明,每可取得良好疗效。现以胃食管反流病为例作一脾胃病辨证新八纲的临床运用释要。

胃食管反流病是指胃十二指肠内容物反流入食管、口腔和

（或）呼吸道，引起反流相关不适症状和（或）并发症的一种疾病。烧心和反流是典型症状，常伴上腹痛、上腹烧灼感、嗳气、腹胀、恶心、呕吐等症状。现代医学认为其发病机制与下食管括约肌功能障碍、食管蠕动障碍、胃运动障碍及食管黏膜屏障功能受损有关。胃食管反流病属于中医"吐酸""反胃""嘈杂""胃脘痛"等范畴。中医理论认为，该病的病位在食管与胃，与肝脾关系密切。脾主运化，升则健；胃主受纳，降则和。肝主疏泄，影响脾胃升降，如《四明心法·吞酸》所云："凡为吞酸，尽属肝木曲直作酸也。"该病以脾胃升降失调为基本病机，胃失和降，气机上逆为病机关键，食积、湿阻、痰浊等相因为患。

辨脏腑，按照胃本腑自病、胃病及脾，胃（脾）病及他脏，他脏及胃（脾）之层次，辨明病位在胃、在脾、在肝。通过询问病程长短，症状的诱发、加重和缓解因素，可知由情志因素引起的病位多在肝胃；劳累诱发或加重的常与脾相关。辨虚实，胃之病理特点因滞为疾，又常见虚实夹杂之证，故当辨明实证之气逆、痰结、食积、湿阻、血瘀；虚证之或中气不足，或胃阴亏虚。辨气血，当辨明其为气病，或血病，或气血同病。最后，以"冷热好恶、大便性状、舌苔颜色、脉象"为审证要点，四诊合参，明确寒热之病性与机体状态。审证求因，又以寒热、疼痛、饮食口味及二便为问诊要点。具体来讲，肝气犯胃与情志不遂有关，常以胁肋胀痛、口干口苦、脉弦为辨证要点；脾胃湿热常以胃脘灼热、舌红苔黄为辨证要点；食滞胃脘常以胃脘胀满、嗳腐吞酸、呕吐宿食为辨证要点；痰浊中阻常以恶心频作、呕吐痰涎为辨证要点；胃阴不足常以吞咽困难、口干咽燥、舌红苔少、脉细数为辨证要点；同时重视大便之干湿、通畅与否，以明确腑气之通降与否。

基于上述对病机的认识以及辨证的方法与步骤，可确立通降为治疗之大法。根据证型的不同，可确立疏肝理气和胃降逆、化湿清热和胃降逆、消食化滞和胃降逆、理气化痰和胃降逆、益气养阴和胃降逆的治法，结合行气通腑、平调寒热之法，进一步遣方用药，腑气通降适度则胃气通降适当，每可取得良好疗效。

中医学以中国古典哲学为根基，其思维方式与西方精密科学不同，一病一证在于悟，一理一方在于辨。以脾胃"通降论"为理论指导，脾胃病辨证新八纲以辨脾胃脏腑、气血为中心，结合寒热、虚实的发病特点和机体状态，搭建了临床辨治脾胃疾病从理通向法、方、药的桥梁，起到了拨云见日、有的放矢的作用，这也是对董建华院士"通降论"思想的继承和进一步应用。

（马祥雪）

·第四章·

基于"通降论"，以"调中复衡"之法治疗脾胃病

唐旭东教授从事脾胃病临床工作 40 余载，在继承董建华院士"通降论"学术思想的基础上，创建了脾胃病辨证新八纲[1]。脾胃病辨证新八纲是脾胃病临床中医辨证的具体抓手和操作技术路线。唐旭东教授精研传统脾虚理论、补土理论及董建华院士的"通降论"学术思想，在创建脾胃病辨证新八纲的基础上，结合其长期脾胃病临证经验，进一步形成了以"调中复衡"之法治疗脾胃病的学术思想。

一、"调中复衡" 要义解析

"调"为斡旋、燮理之义，正如《说文解字·言部》所载"调，和也"，即通过药物治疗斡旋气机升降功能，燮理五脏功能。

"中"从定位上来讲为中州脾胃，如《素问·太阴阳明论》云："脾者，土也，治中央，常以四时长四脏""脾脉者土也，孤脏以灌四傍者也"。通过"调中"的方法可以治疗其

他四脏,故后世有"调中州,安五脏"理论的临床应用[2]。脾胃居中焦,是升降之枢,如《临证指南医案》所载"纳食主胃,运化主脾,脾宜升则健,胃宜降则和"。《四圣心源》指出"脾升则肝肾亦升,故水木不郁;胃降则心肺亦降,故金火不滞"。从病性上来讲,"中"又可理解为核心病机。

"复"为恢复之义,如《灵枢·九针十二原》云:"观其色,察其目,知其散复。"复即指气血的恢复。

"衡"为平衡之义,正如《康熙字典》中《前汉·律历志》所载"衡,平也"。"衡"泛指虚实、寒热之性的平衡,气机升降的平衡,脏腑功能的平衡,阴阳的平衡。

"中"是"调"的对象,"复"是"调"的作用,"衡"是"调"的目标,"调中复衡"强调了中州脾胃功能的核心作用,即所谓"脾胃为后天之本";同时强调了中焦气机升降功能正常和五脏功能协调的重要性。

二、 "调中复衡" 的中心思想

(一)升降相因, 降在先, 通降即为补

董建华院士在前人的基础上,根据胃腑"更虚更实"的特点,强调胃气和降是脾胃升降功能正常的基础,他认为通降乃治脾胃病之大法,提出脾胃病认识的"三要素",即生理上以降为顺、病理上因滞而病、治疗上以通祛疾[3]。唐旭东教

授继承董建华院士"通降论"学术思想，认为脾胃"升降相因，降在先，通降即为补"，强调胃的通降功能正常是脾气升清功能正常、脾胃升降功能恢复正常的前提，治疗主张以通降胃腑为先，降中寓升，以斡旋气机升降功能。唐旭东教授认为通降之法，并非是单纯的通降攻泄，而是要审证求因，因势利导。病位单纯在胃，则重点治胃，通降胃腑；若胃病及脾，升降反作，则降胃理脾，二者兼顾。病情属实，则通降为主，专祛其邪，不可误补；虚实夹杂，则通补并用，补虚行滞，标本兼顾。

（二）纳化相协，调为要，上中下兼顾

胃主受纳，属阳；脾主运化，属阴。纳化相依，无纳则无所以化；阴阳互根，无阳则无所谓阴。脾与胃在生理上存在协同关系，胃主受纳腐熟水谷，脾主运化水谷精微。纳化协调，二者共同完成食物的消化与吸收，是气血津液生化之源。纳化失常，则会导致气血生化不足、气机升降失调、三焦水液输布异常。

唐旭东教授认为治疗脾胃病需要"纳化相协，调为要，上中下兼顾"，强调脾胃协同运化水谷精微、化生卫气营血的重要性，治疗要兼顾上、中、下三焦，从消化系统来讲，要兼顾食管、胃和肠的功能协调。

（三）脾胃分合，论独并，燮理有侧重

脾与胃通过经脉相互络属而构成表里关系。在解剖结构方面，《素问·太阴阳明论》云"脾与胃以膜相连"；在生理方面，脾胃纳化相协，升降相因，燥湿相济，共司水谷的受纳、运化及化生卫气营血，充养五脏六腑四肢百骸；在病理方面，胃病、脾病每多互传，最后形成脾胃同病的转归。但胃与脾，二者同中有异。脾属湿土，而胃属燥土；胃主纳，脾主化；胃气以下行为顺，脾气以上升为宜。

基于脾胃生理与病理特点，唐旭东教授继承董建华院士脾胃病治法上的"二点论"，强调脾胃合治与脾胃分治，临床具体运用各有侧重。若脾胃同病，则采用"并行"之法使脾胃合治，治疗以恢复胃之和降、脾之健运为目的；反之，则采用"独行"之法达到脾胃分治的目的。胃病为主者，常在通降之方中佐以升清之味；脾病为主者，每于补脾之剂中伍以开胃之品。"脾胃分治"适用于单纯脾病（如泄泻）或单纯胃病（如胃痛）。脾病治疗侧重于恢复脾之健运、升清功能，脾气虚治以健脾益气，脾阳虚治以健脾温阳，脾虚气滞治以健脾行气，脾虚夹湿治以健脾化湿（利湿），临床上常用健脾益气、温阳、化湿、升提之品。胃病治疗侧重于恢复胃之和降功能，胃气上逆治以降逆和胃，胃气郁滞治以行气化滞，胃热腑实治以清热通腑，胃阴不足治以养阴生津，胃络瘀阻治以活血通络，

临床上常用行气、化滞、清热、滋阴、活血之品。

（四）五脏相关，土为枢，平衡乃关键

中医学认为心、肝、脾、肺、肾五脏的生理和病理功能相互联系，有机配合。生理上相生相克，相互促进，相互制约；病理上相乘相侮，出现脏腑功能的克制失衡。

唐旭东教授认为五脏相关，脾为本，脾脏功能的正常在维持五脏六腑功能协调中发挥着关键作用，当五脏出现病理状态时，可从脾论治以调理五脏功能。他认为脾胃病在病位上层次有三，一为胃本腑自病、胃病及脾，二为胃（脾）病及他脏，三为他脏及胃（脾）。治疗均以恢复脾胃功能为基础，兼顾其他脏腑，从而恢复五脏的克制平衡。

三、"调中复衡"临证技法

（一）本脏虚损，脾失健运，补土当谨守核心病机

脾主运化是脾藏象理论的核心内容，脾虚则脾失运化。脾虚证是脾胃病最主要的证候，治疗当从脾论治，临证当明辨脾不运、脾不化和脾虚及他脏的不同。

1. 脾虚以脾不运为主

以胃痞病（功能性消化不良）为例，临床表现为上腹部痞满不适、餐后加重或餐后饱胀、早饱、嗳气、腹胀、大便正常、舌淡红苔薄白，辨为脾虚气滞证，治疗当健脾理气，常用

香砂六君汤加减；若同时伴有食欲不振、大便黏滞不爽、舌苔白腻，辨为脾虚湿滞证，治疗当健脾化湿（芳香化湿），常用香砂六君汤合平胃散加减；若同时伴有脘腹怕凉、喜温喜按、四肢不温，辨为脾阳虚证，治疗当健脾温阳，常用理中汤、黄芪建中汤加减。

2. 脾虚以脾不化为主

以泄泻（功能性腹泻）为例，临床表现为进食不当则腹泻或大便长期不成形、无腹痛、无便血，辨为脾虚湿阻证，治疗当健脾渗湿，常用参苓白术散加减；若同时伴有腹部怕凉、四肢不温，辨为脾阳虚证，治疗当温阳止泻，常用附子理中丸加减。

3. 脾虚及他脏

以泄泻（腹泻型肠易激综合征）为例，临床表现为便前腹痛、腹泻、泻后痛减，每因情志因素诱发，辨为脾虚肝郁证，治疗当健脾柔肝，常用逍遥散合痛泻要方加减。以便秘（功能性便秘）为例，临床表现为大便质不干、虽有便意但排便困难、便后乏力、神疲懒言，辨为肺脾气虚证，治疗当健脾宣肺，常用黄芪汤加减。以泄泻（功能性腹泻）为例，临床表现为长期大便不成形、鸡鸣泻、受凉则加重、脘腹怕凉、四肢不温、脉沉细，辨为脾肾阳虚证，治疗当温补脾肾，常用四神丸加减。

（二）胃气不降，或滞或逆，通降须明察气机乖忤

胃在生理上以降为顺，在病理上因滞而病，在治疗上以通祛疾。胃病的治疗关键在以通"滞"之法恢复胃的通降功能。胃的通降异常可分为 3 个层次，胃气不降、胃气阻滞和不降反升。临证当以脏腑、虚实、气血、寒热为纲辨治胃病，以恢复其通降之性。

1. 胃气不降

胃气不降则水谷糟粕不得往下传递，其在上者则为噎膈，其在中者则见脘腹胀满，其在下者则见便秘。以噎膈（功能性吞咽困难）为例，胃气不降多由阴伤、气结、痰阻、血瘀互结所致，属本虚标实，治疗当养阴益胃、疏肝理气、健脾化痰、活血通络。以脘腹胀满（功能性消化不良）为例，胃气不降虚证多由脾胃气虚、胃阴不足所致，实证多由食积、痰湿、湿热、气滞等实邪内阻所致，治疗当健脾益气、养阴益胃、消食导滞、化痰除湿、清热化湿、疏肝理气。以便秘（功能性便秘）为例，胃气不降多由胃热津伤、肝脾气滞、阴寒内盛、肺脾气虚、血虚、阴虚、阳虚所致，治疗当泻热导滞、顺气导滞、散寒导滞、益气润肠、养血润燥、滋阴通便、温阳通便。

2. 胃气阻滞

胃气阻滞，气机不畅，不通则痛，临床上可见胃痛、腹

痛。以胃痛（慢性胃炎）为例，胃气阻滞多由寒邪客胃、饮食伤胃、肝气犯胃、湿热中阻、瘀血阻络所致，治疗当温胃散寒、消食导滞、疏肝理气、清热化湿、化瘀通络。以腹痛（功能性腹痛）为例，胃气阻滞多由寒邪内阻、湿热壅滞、饮食积滞、肝郁气滞所致，治疗当散寒温里、清热化湿通腑、消食导滞、疏肝理气。

3. 不降反升

胃气不降反升，胃气上逆则出现嗳气、反酸、恶心呕吐的临床症状。以嗳气（功能性嗳气）为例，胃气上逆多由食积、痰火、气滞所致，治疗当消食导滞、清热化痰、疏肝理气、健脾益气。以反酸（胃食管反流）为例，胃气上逆多由肝胃郁热、脾虚湿热、中虚气逆所致，治疗当疏肝泻热、健脾清热化湿、健脾疏肝。以恶心呕吐（急性胃肠炎）为例，胃气上逆多由外邪犯胃、食滞内停、痰饮内阻、肝气犯胃所致，治疗当疏邪和中、消食化滞、温化痰饮、疏肝和胃。

（三）脾胃不和，五脏失调，调中须平衡脏腑关系

脾胃同病，则脾胃不和，当脾胃合治，调和脾胃功能，以恢复脾之运化、升清之能，胃之受纳、通降之性。脾多虚，胃多实，治疗当补脾而不碍胃，清胃而不伤脾，用药升中寓降，降中寓升。若脾胃失调，病及其他脏腑，当基于五脏相关理论治疗，常用疏肝和胃、疏肝健脾、温补脾肾、补益心脾、健脾

宣肺、清肺通腑、肺脾肾同治、肝脾肾同治之法等，治疗目的在于协调脏腑功能，恢复其生克制化平衡。

（张北华）

参考文献

［1］唐旭东，马祥雪. 传承董建华"通降论"学术思想，创建脾胃病辨证新八纲［J］. 中国中西医结合消化杂志，2018，26（11）：893－896.

［2］周来兴，周艺，陈仰东. "调中州，安五脏"理论源流与临床应用［J］. 福建中医药，2012，43（5）：5－7.

［3］唐旭东. 董建华"通降论"学术思想整理［J］. 北京中医药大学学报，1995，18（2）：45－48.

下 篇
唐旭东教授临床实践纪实

·第五章·
胃食管反流病

第一节　非糜烂性反流病病案

一、病情回放

姓名： 李某　　**性别：** 女　　**年龄：** 37 岁

初诊： 2019 年 3 月 28 日。

主诉： 反酸、食管后烧灼感反复 3 个月，加重 1 周。

现病史： 自述无明显诱因晨起出现胃中不适，烧心明显，伴前胸后背隐痛，无食欲，食后堵闷作胀明显，大便偏干，情绪烦躁且焦虑，失眠，乏力，曾反复服用奥美拉唑等质子泵抑制剂（proton pump inhibitor，PPI）及达喜（铝碳酸镁片）等保护黏膜药物 1 年余，自述效果不佳，近 1 周上述诸症状加重。刻诊：餐前胃中不适，易饥嘈烧心，餐后作胀明显，餐后 2 小时烧心明显，情绪易激动，大便偏干，畏冷明显，夜眠不佳，整夜无眠。舌淡红，苔薄腻，脉弦滑。

辅助检查：2018 年 12 月胃镜检查报告：慢性浅表性胃炎。

诊断：

中医诊断：反酸（肝胃郁热证）。

西医诊断：胃食管反流病、慢性浅表性胃炎。

治则：疏肝泻热，理气和胃。

处方：

焦三仙 30 g	党　参 15 g	青　皮 15 g	白　芍 15 g
牡丹皮 15 g	陈　皮 10 g	当　归 20 g	瓜　蒌 20 g
吴茱萸 3 g	黄　连 6 g	炒枳实 12 g	赤　芍 15 g
海螵蛸 30 g	浙贝母 10 g	栀　子 10 g	柴　胡 10 g

共 7 剂，水煎服，日 1 剂，分 2 次温服。

二诊：2019 年 4 月 11 日。

刻诊：饭后作胀减轻，烧心明显，伴前胸后背隐痛不适，大便可（不干），1 日 1 次。舌尖红，苔薄白，脉细弦。

处方：守法继进，上方去党参，加玄参 15 g，麦冬 15 g。

三诊：2019 年 5 月 2 日。

刻诊：胸痛及后背不适好转，反酸、烧心症状消失，大便可（偏稀），1 日 1 次，偶有胃胀、嗳气等症状。舌淡苔薄，脉弦。

处方：去玄参、赤芍、当归，加香附 10 g。

二、　背景知识

（一）　胃食管反流病的概念

2006 年的蒙特利尔共识标志着对于胃食管反流病（gastroesophageal reflux disease，GERD）的症状和并发症的定义在全球范围内达成共识，当时 GERD 的定义为胃内容物反流入食管，引起不适症状和（或）并发症的一种疾病。随着时间的推移，指南和共识进行了更新，现在 GERD 的定义为胃十二指肠内容物反流入食管、口腔和（或）呼吸道，引起反流相关不适症状和（或）并发症的一种疾病。根据是否导致食管黏膜糜烂、溃疡分为反流性食管炎和非糜烂性反流病。

典型症状：反流和烧心。

非典型症状：胸痛、上腹痛、嗳气、消化不良、恶心、呕吐等。

食管外症状：咽喉症状（咽炎、咽部异物感等）、咳嗽、哮喘和牙侵蚀症。

常见并发症：反流性食管炎、食管狭窄、食管溃疡、食管恶性肿瘤、上消化道出血等。

难治性胃食管反流病（refractory gastroesophgeal reflux disease，RGERD）尚无统一定义。目前常用指南和共识对 RGERD 的定义如下。

2013 年美国胃肠病学院（ACG）指南：每天 2 次服用标准剂量 PPI，连续治疗 12 周（或 8 周），症状改善率＜50% 即可定义为 RGERD。

2014 年中国共识（2014 年中国胃食管反流病专家共识意见，简称"2014 年中国共识"）：采用双倍剂量的 PPI 治疗 8～12 周后，烧心和（或）反流等症状无明显改善。

2016 亚太共识（2016 亚太共识：胃食管反流病的管理，简称"2016 亚太共识"）：经标准 PPI 剂量治疗至少 8 周后反流症状仍无缓解的 GERD，即为 RGERD。

GERD 的发病机制主要分为反流物的刺激及反流防御屏障功能下降 2 个方面。反流物不仅仅包括酸，还包括弱酸、弱碱、混合反流和气体反流。现阶段，8 周的 PPI 治疗是治疗 GERD 的首选，但仍有 60% 的人用此法治疗无效，因此说 GERD 较难治。RGERD 的治疗策略包括生活方式调整、药物治疗及手术治疗。在药物治疗中，对于 PPI 抵抗、耐药及部分应答的病人，标准剂量的 PPI 无明显作用，增加剂量或更改另一种 PPI 可对部分病人有效，睡前加服组胺 H_2 受体拮抗剂（histamine 2 receptor antagonist，H_2RA）类药物，可减少夜间酸突破，为了最大程度地控制 pH 值，根据 PPI 的延迟释放效应，应该在餐前 30～60 分钟给药。

（二）诊断依据

上消化道内镜检查是糜烂性食管炎的诊断金标准，非糜烂性反流病（nonerosive reflux disease，NERD）诊断尚无金标准，目前认为可以通过内镜下阴性、症状和 PPI 试验阳性及食管反流监测来确诊。

（1）症状诊断。由于 NERD 在内镜上无明显指征，因此症状是其诊断的重要依据。

（2）PPI 试验。PPI 试验简便有效，可作为 GERD 酸反流的初步诊断方法。这也是目前临床诊断 NERD 最为实用的方法。

（3）食管反流监测。食管反流监测是 GERD 的有效检查方法，未使用 PPI 的病人可选择单纯 pH 监测，正在使用 PPI 治疗的病人则需加阻抗监测以检测非酸反流。

注意：在 GERD 诊断过程中不应使用食管吞钡检查，不建议在食管远端常规活检，对于 GERD 病人不推荐筛查幽门螺杆菌（Hp），抗 Hp 治疗不必作为抗反流治疗的一部分。

（三）诊疗要点

GERD 的治疗应该以提供充分的症状控制、治愈食管炎、提高生活质量、预防复发和并发症为目标。现阶段 8 周的 PPI 治疗仍是首选，生活方式的改善可促进 GERD 病人的症状缓解，中药治疗可取得较好疗效，可将 PPI 逐渐减量至停药。

三、 用药分析及体会

胃食管反流病属于中医"反酸""嘈杂""胃痛"等范畴，该病的基本病机是肝胃不和，肝胃郁热。

该病人情绪不稳，常易激动，肝气郁滞故见胁肋胀痛；肝郁日久化热横逆犯胃，故出现餐前胃中不适、饥嘈烧心；胃失和降，气逆于上，故见反酸、嗳气；火热灼津致大肠传导失司，故见大便偏干；热扰心神致夜眠不佳；木不疏土而脾失健运，故餐后作胀。方中牡丹皮、栀子清肝泻热，青皮、陈皮理气消胀，芍药养血敛肝，浙贝母制酸，柴胡疏肝解郁，为《景岳全书》之化肝煎加减，加炒枳实破气消胀，瓜蒌理气润肠，焦三仙助消化，左金丸泻肝火，乌贝散制酸止痛，全方共奏疏肝泻热、和胃降逆之功效。

青皮、陈皮二者性温，味苦、辛。青皮疏肝破气、消积化滞，陈皮理气健脾、和胃降逆。现代药理学研究认为，二者均可促进胆汁分泌，有较强的利胆作用。青皮含有橙皮苷、新橙皮苷，还含有挥发油。挥发油主要成分为 a-侧柏烯、a-蒎烯等，有降低胃肠、胆囊、子宫兴奋性等作用。陈皮的挥发油中有30多种成分，主要成分为柠檬烯，其次为 γ-松油烯、a-蒎烯、β-蒎烯等，同时陈皮中也含有橙皮苷、新橙皮苷等化合物。陈皮具有抗乙酰胆碱、解除肠道平滑肌痉挛、促进消化液分泌、排出肠管积气、抑制胃酸分泌等作用。

牡丹皮、栀子性寒，味苦。牡丹皮有清热凉血、活血化瘀的功效。牡丹皮中含有的丹皮酚、丹皮总苷、丹皮多糖等成分，具有保护血管、改善血流循环、降低血压及镇痛、抗菌、抗炎的作用，同时还可提高机体免疫力。栀子的功能为清热泻火、清利湿热。栀子果实中含有栀子酮苷、异栀子苷等环烯醚萜类、有机酸类、黄酮类和三萜类、藏红花素等化合物。栀子可促进胰液和胆汁分泌，并有保肝作用。

（王凤云）

第二节 反流性食管炎病案

一、 病情回放

姓名：张某　　**性别**：男　　**年龄**：50 岁

初诊：2016 年 9 月 29 日。

主诉：反酸、烧心 6 月余。

现病史：半年前因工作紧张出现反复胃中不适，反酸、烧心，影响睡眠，伴怕冷，大便日均次数偏多，胃镜检查报告显示"反流性食管炎，慢性浅表性胃炎伴糜烂"。未进行系统治疗，近1周上述诸症状加重。刻诊：餐前胃中不适，易反酸、烧心，经常晚上睡前或清晨出现胃中饥嘈，不可名状，饭后有撑顶感，心烦易怒，大便溏泄，1日1～3次，进生冷食物时明显，夜眠不佳，易醒。舌淡红、略胖，脉细滑。

辅助检查：2016年3月当地医院胃镜检查报告：反流性食管炎（LA－B），慢性浅表性胃炎伴糜烂。

诊断：

中医诊断：嘈杂（痰热中阻证）。

西医诊断：反流性食管炎、慢性浅表性胃炎。

治则：健脾和胃，清化痰热。

处方：

党 参15 g	法半夏9 g	陈 皮12 g	茯 苓30 g
枳 实12 g	竹 茹10 g	黄 芩12 g	黄 连6 g
炮 姜6 g	海螵蛸30 g	浙贝母20 g	延胡索12 g
炙甘草6 g	砂 仁（后下）6 g		

共7剂，水煎服，日1剂，分2次温服。

二诊：2016年10月13日。

刻诊：睡前夜半烧心不适好转，睡眠好转，大便次数减少，饭后仍有撑顶感。舌淡暗红，舌体胖，苔薄，脉细滑。

处方 1：

党　参 15 g	炒白术 20 g	茯　苓 30 g	枳　实 15 g
法半夏 9 g	陈　皮 12 g	紫苏梗 12 g	龙胆草 6 g
炮　姜 4 g	黄　连 6 g	延胡索 12 g	炙甘草 6 g
海螵蛸 30 g	珍珠母（先煎）30 g	砂　仁（后下）6 g	

共 7 剂，水煎服，日 1 剂，分 2 次温服。

处方 2： 法莫替丁（20 mg×30 片×1 盒）。

用法用量： 口服；20 mg/次，1 次/日，睡前服用。

三诊： 2016 年 11 月 3 日。

刻诊：反酸基本消失，饭后撑顶感减轻，夜半还有嗳气，大便成形，1 日 1 次。舌略胖，舌尖略红，苔薄白，脉细弦。

处方： 守法继进，上方去炮姜，加干姜 6 g，酸枣仁 30 g，砂仁改 10 g。

三诊后，反酸、烧心症状消失，大便成形，1 日 1 次，偶有胃胀、嗳气等症状。唐旭东教授（以下称唐师）加用健脾化湿理气配合安神助眠之品，病人未复诊。

二、　背景知识

见"非糜烂性反流病病案"。

三、 用药分析及体会

（一） 用药分析

1. 辨证要点

胆与肝相表里，同属木，性喜升发，主疏泄而恶抑郁。肝胆疏泄功能正常，则可助脾胃运化，若肝胆气机不畅，则会克制脾土，使脾胃运化失常，饮食积于中焦，久则化痰生热。

该病人由于工作紧张，情绪失和，致使肝气不疏，克犯脾土，气机失于条达则郁而化热，出现心烦易怒、餐前胃中不适、半夜反酸、烧心等症；思虑过度，劳倦伤脾，水谷运化不利则化生痰浊，上扰心神，致夜眠不佳、易醒。病人舌淡红、略胖，脉细滑，脉症合参，辨证为痰热中阻证，治疗当清化痰热，理气和胃，选用温胆汤化裁。

2. "温胆汤" 其方

温胆汤源于南北朝名医姚僧垣的《集验方》，后转载于唐代孙思邈的《备急千金要方》及王焘的《外台秘要》，由半夏、陈皮、竹茹、枳实、甘草、生姜组成。南宋陈言在《三因极一病证方论》中将生姜减量，加入茯苓、大枣而成今日之貌。该方主治胆胃不和、痰热内扰之证。盖胆为甲木，其气升发疏达，胃为阳土，其气肃降和顺。木气疏土，胆升胃降，则气机和顺，痰湿不生。若胆气不升，郁而不达，则胃气因之不和，必化热生痰，使土气壅滞，进而令甲木更郁。以其痰热在胃为紧，故治之必疏土之壅，而后令胆木畅达矣。诚如秦伯未先生所云[1]："胃气愈逆则胆气愈郁，用和降胃气治标，间接使胆气舒展，肝气亦得缓和，所以本方称为温胆，是根据胆的性质，以期达到升发的作用，与温脾、温肾等的'温'字，意义完全不同。"方中半夏为君，其性辛温，燥湿化痰、和胃止呕。竹茹为臣，性甘寒，能清热化痰、除烦止呕。陈皮辛苦温，理气行滞、燥湿化痰；枳实辛苦微寒，降气导滞、消痰除痞；茯苓健脾渗湿，使湿祛痰消，杜绝生痰之源，以上三味共为佐药，加入生姜、大枣调和脾胃，且生姜兼制半夏的毒性。以甘草为使，益气补中、调和诸药。

本例病案以胃热痰湿为标，脾虚为本，治疗当标本兼顾。选用法半夏燥湿化痰、和胃降逆；陈皮健脾行气宽中、燥湿降逆化痰，竹茹清热化痰、除烦止呕，此二者助半夏祛湿化痰之力；党参健脾补中，茯苓健脾利湿、宁心安神，砂仁行气化湿；黄芩、黄连清热；海螵蛸、浙贝母为制酸要药；延胡索止痛、缓解胃中不适。全方共奏清胆和胃、理气化痰之效。二诊病人睡前夜半烧心不适症状好转，睡眠好转，大便次数减少，则去一诊方中竹茹、黄芩、浙贝母，炮姜减量，饭后仍有撑顶感，加入健脾理气的炒白术、紫苏梗。法莫替丁每晚睡前服用20 mg，可轻度抑制夜间胃酸分泌，缓解不适症状。三诊反酸基本消失，饭后撑顶感减轻，夜半还有嗳气，大便成形，1 日1 次，为防止大便转干，去炮姜，加干姜 6 g，继续和胃化湿理气，将砂仁改成 10 g，为促进睡眠，加酸枣仁 30 g。

（二）思考与体会

嘈杂是指胃中饥嘈，胸膈懊侬而不可名状的一种病证，与《中医词释》中所描述的"烧心"相类似，即胃酸过多引起的上腹部烧灼感。古代医家对此多有阐释。如明代张景岳《景岳全书·杂证谟·嘈杂》云："嘈杂一证，或作或止，其为病也，则腹中空空，若无一物，似饥非饥，似辣非辣，似痛非痛，而胸膈懊侬，莫可名状，或得食而暂止，或食已而复嘈，或兼恶心，而渐见胃脘作痛。"南宋陈自明《妇人大全良方》云："夫心胸嘈杂，妇人多有此证。原疾之由，多是痰也。"《张氏医通·嘈杂》曰："嘈杂与吞酸一类，皆由肝气不舒……中脘有饮则嘈，有宿食则酸。"元代朱丹溪《丹溪心法》云："嘈杂，是痰因火动，治痰为先。"又说："食郁有热。"该病多由肝胆气机不畅，脾胃运化不利，饮食积滞，酿生痰火，胃气上逆所致，土虚木乘为其基本病机。该病病位在食管和胃，与肝、胆、脾功能失调密切相关。

功能性胃肠病症状重叠的现象较为普遍，如反酸、呃逆、胀满等症状可在慢性胃炎、胃食管反流病中出现，腹泻、腹痛、腹胀可在肠易激综合征和溃疡性结肠炎中出现，而嗳气、便秘又可在胃食管反流病和功能性便秘中出现。胃肠病的临床表现在选方用药方面尤为重要，如餐后出现饱胀，甚至出现恶心，胃中堵塞感，舌苔白腻或黄腻，脉细滑，多为脾虚不能运化，湿浊积于中焦，治疗当健脾行气化湿，以半夏泻心汤、香砂六君子方为主。而在餐前出现的胃中不适、反酸、烧心，进食后反而缓解，临床中的表现就是"嘈杂"，多属于肝胃郁热，常常会影响到睡眠，出现失眠等问题，即所谓"胃不和则卧不安"，治疗当理气化痰、清胆和胃，以左金丸、温胆汤类方为主。

参考文献

[1] 秦伯未. 谦斋医学讲稿 [M]. 上海：上海科学技术出版社，2009：108.

（车　慧）

·第六章·

功能性消化不良

第一节 功能性消化不良病案一

"通降导滞法（不同于泻法）是治疗功能性消化不良之关键治法之一。"

——唐旭东

一、 病情回放

姓名：杜某 **性别：**女 **年龄：**56 岁

初诊：2018 年 1 月 11 日。

主诉：反复胃脘胀满不适 1 年余，加重 1 周。

现病史：三餐到点有饥饿感，纳食一般，多食则饱胀，食后胃脘部撑顶感，胃脘胀满，嗳气后觉舒，但食后 1 ~ 2 小时又胃脘部不适，排气后缓解，或进食少许而缓解，无反酸、烧心。便秘，4 ~ 5 日 1 次，粪质偏硬，需要依赖泻剂通便。平素情绪易激动，善怒。舌淡红，苔薄白、中根略薄腻，脉细弦。

辅助检查：半年前外院胃镜检查报告：慢性浅表性胃炎，Hp 阴性。

血常规提示：白细胞总数略低。

诊断：

　　中医诊断：胃痞病（肝胃不和证）。

　　西医诊断：功能性消化不良（餐后不适综合征）。

治则：疏肝健脾，理气和胃。

处方：

潞党参20 g	制苍术15 g	枳　实15 g	厚　朴12 g
川　连6 g	法半夏9 g	瓜蒌皮12 g	全瓜蒌20 g
冬瓜子20 g	乌贼骨30 g	龙胆草6 g	神　曲15 g
延胡索12 g	砂　仁（后下）10 g		

共 14 剂，水煎服，日 1 剂，分 2 次温服，餐后半小时服用。

二诊：2018 年 1 月 25 日。

刻诊：服药后胃脘胀满较前有所减轻，但是仍有食后胃脘部撑顶感，少许嗳气，矢气频，食欲佳，易饥，无反酸、烧心。前几日遇到不顺心事情后，情绪低落，症状有所加重。大便由 4~5 日 1 次转为 2~3 日 1 次，排便前脐周隐痛。舌淡红，苔薄白、略薄腻，脉细弦。

治则：疏肝健脾，理气和胃。

处方：

潞党参 20 g	制苍术 15 g	枳　实 15 g	厚　朴 12 g
川　连 6 g	法半夏 9 g	瓜蒌皮 12 g	全瓜蒌 20 g
冬瓜子 20 g	乌贼骨 30 g	柴　胡 6 g	神　曲 15 g
延胡索 12 g	白　芍 15 g	当　归 12 g	肉苁蓉 15 g
砂　仁（后下）10 g			

共 14 剂，水煎服，日 1 剂，分 2 次温服，餐后半小时服用。

三诊： 2018 年 3 月 22 日。

刻诊： 知饥，易饥，进食后不再立刻有胃脘部撑顶感，餐后 1~2 小时脐周及以上作胀缓解。大便 1 日 1 次，但停药后仍 2~3 日 1 次，便后脐周稍有不适。舌淡红，苔薄白、中根略薄腻，脉细滑。

治则： 疏肝健脾，理气和胃。

处方：

柴　胡 10 g	潞党参 15 g	制苍术 15 g	生黄芪 20 g
枳　实 15 g	厚　朴 12 g	荔枝核 30 g	白　芍 20 g
当　归 12 g	浙贝母 20 g	瓜蒌皮 12 g	法半夏 9 g
大腹皮 15 g	肉苁蓉 10 g	延胡索 12 g	炙甘草 6 g
白蔻仁（后下）6 g			

共 21 剂，水煎服，日 1 剂，分 2 次温服，餐后半小时

服用。

二、 背景知识

（一） 功能性消化不良的流行病学

功能性消化不良（functional dyspepsia，FD）在西方国家患病率为20%～25%[1]，中国不同城市各异，其中广东的患病率为18.20%、天津的患病率为23.29%、台湾的患病率为11.80%、香港的患病率为18.40%[2]。功能性消化不良占消化门诊的20%～40%[3]。该病缺乏特异有效的治疗方法，具有慢性、复发性和难以缓解性[4]，严重影响病人生活质量。此外，据一项历经10年的前瞻性研究显示，FD虽然不会增加死亡率，但对预期寿命可能存在一定的影响[5]。

（二） 诊断依据

1. 罗马Ⅳ标准[6]

（1）包括以下1项或多项：①餐后饱胀不适；②早饱不适感；③中上腹痛；④中上腹烧灼不适。

（2）无可以解释上述症状的器质性疾病的证据（包括胃镜检查）。

以上诊断前症状至少出现6个月，近3个月符合以上诊断标准。

2. 分型

功能性消化不良分为 2 个临床亚型：餐后不适综合征；上腹痛综合征。

（1）餐后不适综合征的诊断标准。必须包括以下 1 项或 2 项：①发生在进食平常餐量后的餐后饱胀不适，且发作至少每周 3 天；②早饱感使其不能完成平常餐量的进食，且发作至少每周 3 天。

诊断前症状至少出现 6 个月，近 3 个月符合以上诊断标准。

支持诊断的条件有：①上腹胀或餐后恶心、过多嗳气；②可同时存在上腹痛综合征。

（2）上腹痛综合征的诊断标准。必须包括以下 1 项或 2 项：①发生在中上腹部疼痛，且发作至少每周 1 天；②发生与进食相关或无关的上腹烧灼感，且发作至少每周 1 天。

诊断前症状至少出现 6 个月，近 3 个月符合以上诊断标准。

支持诊断的条件有：①疼痛可由进餐诱发或缓解，或空腹时发生；②烧心不是消化不良的症状，但可共存。

中国功能性消化不良专家共识意见（2015 年）对 FD 的定义除了上述症状外，也包括上腹部胀气、嗳气、恶心和呕吐等，首次将上腹部胀气纳入其中。

3. 相关概念解释

（1）上腹痛。上腹部是指胸骨下端到脐之间的、两侧锁骨中线以内的区域；疼痛指主观的、不愉快的感觉，某些病人可能感觉组织上的损伤；上腹痛可伴有或不伴有烧灼感。其他非常难受的症状可能并不被病人描述为疼痛。

（2）餐后饱胀。是指食物在胃中存留时间过长的不舒服感。

（3）早饱感。是指开始进餐后很快就有胃部过胀，这种感觉与进餐量不成正比，以致于不能吃顿完整饭。

（4）上腹胀气。是指上腹部发紧的不舒服的感觉，应该将之与肉眼可见的上腹部膨隆区分。

（三）诊疗要点

以早饱感、餐后上腹部饱胀不适为主要症状的餐后不适综合征，西药首选药物为胃肠动力药，如莫沙必利、伊托必利等，以快速消除症状；以上腹烧灼感、上腹痛为主要症状的上腹痛综合征，西药首选药物为 PPI、H_2RA 等抑酸剂；FD 伴轻、中度抑郁、焦虑症状，可选用黛力新（氟哌噻吨美利曲辛片），严重者现多用选择性 5-HT 再摄取抑制剂（SSRI），如氟西汀、帕罗西汀、西酞普兰、舍曲林及氟伏沙明[7]。

三、 用药分析及体会

（一） 用药分析

本例病人以"反复胃脘胀满不适 1 年余"为主诉来就诊，同时伴有便秘，因此中医诊断为胃痞病。唐师指出，该病人为中年女性，胃镜检查报告显示慢性浅表性胃炎，无其他明显器质性病变，主要症状是进食后胃脘部饱胀不适，知饥纳可，无反酸、烧心，诊断为功能性消化不良，餐后不适综合征。

《素问·阴阳应象大论》云："浊气在上，则生䐜胀。"病人平素易怒，每因情志不畅症状加重，肝郁日久导致木壅不能疏土，胃脘胀满，多食则胃更满；气机不畅，气逆于上，故见嗳气，且嗳气后则舒，须臾又感不适；脾运不健，大肠传导失司，而致便秘，便秘不去，又进一步加重胃脘部胀满。该病主要病机是脾虚气滞，气机升降失常。病位在脾（胃）、肝，以脾虚为本，气滞为标。治法为疏肝健脾、理气和胃。

功能性消化不良之病理环节关键为"滞"，方中以潞党参、法半夏、制苍术健脾化湿，砂仁、神曲解郁开胃，枳实、厚朴理气导滞，辅清肝之龙胆草，佐清胃之川连，配润肠通便之全瓜蒌、冬瓜子，全方共奏疏肝健脾、理气和胃之效。

服药 2 周后复诊，病人胃脘胀满较前有所减轻，仍有餐后饱胀不适，情绪激动后症状加重。排便虽有所改善，但是便前有脐周隐痛。治疗上需要增加疏肝力度，去清肝之龙胆草，加用柴胡，一有疏肝止痛之意，二有"提壶揭盖"通便之用；肝为刚脏，体阴而用阳，非养不能疏，因此需养血滋阴以柔肝，加用白芍、当归，一有养血柔肝之意，二有通便之用；肝不能疏泄、脾不能健运，则必然导致中焦气机不利，水液代谢失常。肠中粪便似漂流江河之小帆，无风不能使其运行，无水亦不能促其滑动，唯有二者兼备，方可使江中小帆滑行流畅，肠中大便排出顺畅。无水难以行舟，故加用具有增液润肠通便作用的肉苁蓉。

三诊时，病人胃脘胀满不适症状基本消失，排便也较前有所改善，腑气降，则胃胀消、大便通。该病人脾胃虚弱为病之根本，脾胃之运化，赖肝气之疏泄，增加柴胡之用量；气虚当补，但补气当知节度，气有余便是火，因此加用生黄芪、炙甘草后减潞党参之用量；排便虽较之前有所改善，但是停药后容易反复，加用理气之大腹皮、白蔻仁；肝气不疏则木壅克土，脐周可见不适，加用行气散滞之荔枝核，气行则火消；以平和之剂，渐图木疏土旺。由此可见，在治疗上紧守病机，才能用药精准得当。

（二）　思考与体会

功能性消化不良是消化科门诊最常见的疾病，中焦脾胃升降失常是其基本病机，但是情志因素也不可忽视。《素问·天元纪大论》云："人有五脏化五气，以生喜怒悲忧恐。"《四圣心源》云："物情乐升而恶降，升为得位，降为失位。得位则喜，未得则怒，失位则恐，将失则悲。"因此，健脾的同时适当疏肝，中焦气机能够得到更好的疏利。此外，唐师也指出，虽然饮食因素也是功能性消化不良的主要致病因素，但需要与古代医家记载的"饮食伤胃"有所甄别，古人描述的饥饱失常所致"伤胃"，主要是因粮食不足导致被动饥饿伤胃，而今则是因为粮食充足所致饱食伤胃。此外，唐师不推荐病人少吃多餐，因为人的消化系统是有周期节律的，三餐在规定的时间内进食，则能很好地泌酸和促进消化酶的分泌。如果采用少吃多餐的方法，首先胃不能够得到很好的休息，始终处于研磨状态；其次消化周期节律被打乱，反而更容易产生腹胀、反酸、早饱感等症状。

本例病案的诊疗思路处处体现唐师的脾胃病辨证新八纲——脏腑、虚实、气血、寒热。谨记脾胃病辨证新八纲就不会顾此失彼。在治疗该病人时，唐师在健脾的同时也不忘化湿，还考虑到了病人乃脾胃虚弱之人，不可过度过久使用补气之品，避免过补后，气有余而生火。该病人还兼有便秘之症，但是处方用药未见大剂通便之品，仅从调节中焦气机入手，酌加润肠轻药，却收到了胃胀消、大便通的效果，这也告诫我们年轻的中医人，治病要求本，不可被表面现象所迷惑。

参考文献

［1］ OUSTAMANOLAKIS P, TACK J. Dyspepsia: organic versus functional ［J］. J Clin Gastroenterol, 2012, 46（3）: 175 – 190.

［2］ ZAGARI R M, LAW G R, FUCCIO L, et al. Epidemiology of functional dyspepsia and subgroups in the Italian general population: an endoscopic study ［J］. Gastroenterology, 2010, 138（4）: 1302 – 1311.

［3］ OHARA S, KAWANO T, KUSANO M, et al. Survey on the prevalence of GERD and FD based on the Montreal definition and the Rome III criteria among patients presenting with epigastric symptoms in Japan ［J］. J Gastroenterol, 2011, 46（5）: 603 – 611.

［4］ FORD A C. Eradicating Helicobacter pylori in functional dyspepsia ［J］. Gastroenterology, 2012, 142（7）: 1613 – 1614.

［5］ FORD A C, FORMAN D, BAILEY A G, et al. Effect of dyspepsia on survival: a longitudinal 10 – year follow – up study ［J］. Am J Gastroenterol, 2012, 107（6）: 912 – 921.

［6］ STANGHELLINI V, TALLEY N J, CHAN F, et al. Rome IV – Gastroduodenal Disorders ［J］. Gastroenterology, 2016, 150（6）: 1380 – 1392.

［7］ 李军祥，陈誩，李岩. 功能性消化不良中西医结合诊疗共识意见

[J]．中国中西医结合消化杂志，2017，25（12）：889 – 894.

（吕　林）

第二节　功能性消化不良病案二

一、病情回放

姓名：王某　　**性别**：男　　**年龄**：44 岁

初诊：2017 年 11 月 30 日。

主诉：餐后饱胀 3 月余。

现病史：病人知饥，但不敢多食，食后易胀气，受凉也胀气，有时反酸，嗳气，嗳气多，排气少，平素情绪易激惹，容易感冒，畏寒，乏力，大便 1 日 1 次，溏而黏滞，睡眠尚可。舌淡暗，苔薄白、略薄腻，脉细滑。

辅助检查：2017 年 11 月 23 日中国中医科学院西苑医院胃镜检查报告：慢性浅表性胃炎。

诊断：

中医诊断：胃痞病（脾虚气滞证）。

西医诊断：功能性消化不良（餐后不适综合征）。

治则：健脾化湿，疏肝行气。

处方：

柴　胡 10 g	党　参 20 g	炒苍术 15 g	茯　苓 30 g
白　芍 15 g	川　芎 12 g	枳　壳 12 g	木　香 10 g
陈　皮 12 g	法半夏 9 g	佩　兰 12 g	炒神曲 20 g
柿　蒂 30 g	炙甘草 6 g	砂　仁（后下）6 g	

共 7 剂，水煎服，早晚餐后服用。

复诊：服药 1 月后复诊，餐后饱胀症状明显改善，大便仍溏。舌淡，苔薄白，脉细。

处方：上方加炮姜 15 g，姜炭 15 g，余药不变，继服。

二、 背景知识

见"功能性消化不良病案一"。

三、 用药分析及体会

（一） 用药分析

病人早饱和餐后饱胀不适属于功能性消化不良的餐后不适综合征，此为典型的脾虚证的表现，加之舌淡暗，苔薄白、略薄腻，嗳气多，排气少，脉细滑，可判定其为脾虚气滞证。食后胃脘胀满，食物不下，食欲一般，大便溏而黏滞，此为脾虚失运，夹有湿邪；加之病人平素情绪易激惹，土壅木郁，更加重了消化不良之症状。

病人脾虚失运，内有湿邪，当处以香砂六君子汤加减。医书载有"凡欲补脾，则用白术，凡欲运脾，则用苍术"，故改白术为炒苍术，以振奋脾阳，运脾化湿。又辅以柴胡、白芍、川芎疏肝行气、调畅气机。佐以佩兰、炒神曲、枳壳健胃消食、宽中行气，又以柿蒂降气止呃，全方共奏健脾和胃、化湿行气之功。经复诊，病人又服药 2 周后自述症状基本消失，唐师又嘱其多运动，畅情志，淡饮食，无须再服药。

（二）思考与体会

1. 功能性消化不良的中医临床辨证要点

（1）脾主运化，脾虚失运是功能性消化不良的发病基础。脾气健运，则机体的消化吸收功能才能正常，才能为化生气、血、津液等提供足够的养料，才能使全身脏腑组织得到充分的营养，以维持正常的生理活动。反之，若脾虚失运，则机体的消化吸收功能便失常，就会出现腹胀、便溏、食欲不振等消化不良症状，病程日久以致倦怠、消瘦和气血不足等病理变化。

（2）胃主受纳，胃气不降是功能性消化不良症状的产生原因。胃的受纳腐熟功能以胃气通降为基础，若胃气虚弱，胃气不降，则受纳腐熟不及，即使胃中空虚，也无食欲，少食或食后胃脘疼痛、嗳腐胀满；若胃中火旺，胃气上逆，则产生胃脘胀满、嗳气、呃逆、呕吐等症。因此胃气不降是功能性消化不良症状产生的直接原因。

（3）肝主疏泄，肝郁气滞是功能性消化不良的重要致病环节。肝主疏泄，如《黄帝内经》云"木郁达之"，肝对全身气机具有重要的调节作用，并对脏腑经络和经气产生重要影响。肝失疏泄，木郁不达，则百病由生，尤其影响脾胃的运化功能，临床上可见脘腹胀闷疼痛、食少难消化、嗳气、恶心、呕吐、腹胀、便秘或便溏等症状，其症状与功能性消化不良临床表现相符合。

2. 香砂六君子汤的临证运用经验

唐师临证重视脏腑、虚实、气血、寒热8个方面，分别以明确发病病位为辨证基础，以明确病证特性为辨证要点，以明确在气在血为辨证中心，以明确机体状态为辨证要素。治疗功能性消化不良脾虚证过程中，病位为脾胃，多为虚证，可兼夹寒热之证，脾胃为多气多血之腑，用药当有行气血之药。参考以上要点，唐师临床多用香砂六君子汤为底方，取其益气健脾、和胃止痛之功，多用党参易人参，取其平补气血之功，易人参偏温之性，虽补益脾胃之功力弱，却可防温燥太过，体现其顾护脾胃的"平和"思想。肝郁严重者加柴胡、白芍，夹有烧心、饥嘈、疼痛者加左金丸；腹胀且苔腻者选加清半夏、苏荷梗或者厚朴、白蔻仁；脘闷、纳呆者加佩兰、神曲；体虚易汗者加防风、浮小麦；便溏者加炮姜炭、炒薏苡仁；肠鸣胃寒者再加干姜；如兼脘腹胀满，加枳实、枳壳；嗳气反酸，加吴茱萸、黄连、瓦楞子、乌贼骨以清热制酸；少寐多梦，加珍珠母以助睡眠等。

唐师认为性急易怒或是郁郁寡欢，情志不遂，则肝失疏泄，肝气郁结不舒或肝气（阳）亢盛，可横逆克脾犯胃，致使脾失健运，水谷运化失常，如若素体脾虚，则症状尤为严重，且迁延不愈。由此可见，适当加强体育锻炼，加强运动，保持心情愉悦，调畅情志，有利于调理气机，调和肝脾，对于功能性消化不良这种功能性身心疾病的治疗具有很好的效果。因此，唐师每每立方后耐心嘱病人尤其是中老年病人，加强体育锻炼，选择喜欢的活动项目，保持心情愉快，情绪平稳；对于中青年病人，则嘱其对工作张弛有道，注重生活质量，在工作之余加强体育锻炼，身心放松。在对症用药的基础上辅以心理疏导，去除诱因，有利于疾病的预防和治疗。

综上，唐师认为，临证时应准确掌握每一个功能性消化不良病人的临床表现，把握气机的升降浮沉，注意胃之和降与脾之升清、肝之条达柔润与否，为进行下一步有效的论治做铺垫。

（张佳琪）

第三节 功能性消化不良病案三

一、病情回放

姓名：云某　　**性别：**女　　**年龄：**42 岁

初诊：2016 年 8 月 25 日。

主诉：饭后胃脘堵胀，腹胀 1 年余。

现病史：病人 1 年前因饮食不节后出现饭后胃脘堵胀，腹胀。刻诊：自述食后腹胀，纳谷欠馨，没有饥饿感，不腹痛，大便 1 日 2~3 次，略溏，餐后解，咽部有不适感，睡眠可。舌略红，舌苔薄略少，脉细弦。

诊断：

中医诊断：痞满（脾虚气滞，湿浊内蕴证）。

西医诊断：功能性消化不良。

治则：健脾行气，利湿降浊。

处方：香砂六君子汤加减。

生黄芪 12 g	太子参 10 g	炒白术 20 g	云茯苓 20 g
淮山药 30 g	川　连 3 g	炮　姜 3 g	枳　壳 10 g
木　香 6 g	神　曲 15 g	川　芎 6 g	马齿苋 15 g

紫苏叶 10 g　　荷　叶 10 g　　炒谷芽 30 g　　炒麦芽 30 g

砂　仁 (后下) 6 g

共 10 剂，浓煎 100 ml，水煎服，日 3 次，每餐后半小时至 1 小时服用。

二诊： 2017 年 2 月 19 日。

刻诊：服药后症状减轻，因家里有事后未来复诊，停药一段时间后症状出现反复。纳呆，纳谷不馨，食少早饱，食后腹胀感。大便 1 日 2 次，质软，眠可。舌红，苔薄少，脉细滑。

治则： 守法继进。

处方： 生脉饮合香砂六君子汤加减。

上方去生黄芪、炮姜、紫苏叶、荷叶、川芎、马齿苋，加党参 15 g，麦冬 15 g，五味子 6 g，佩兰 12 g。

共 14 剂，水煎服，日 2 次，餐后 1 小时至 1.5 小时服用。

三诊： 2017 年 8 月 3 日。

刻诊：自述服药后好转，近期因饮食不注意，又出现病情反复。纳呆，纳谷不馨，大便 1 日 2 次，质软。近期因事务繁忙未进行体育锻炼。舌红，苔薄，脉细滑。

治则： 守法继进。

处方： 香砂六君子汤合生脉饮加减。

上方去五味子，加鸡内金 15 g。

共 14 剂，水煎服，日 2 次，餐后 1 小时至 1.5 小时服用。

二、　背景知识

见"功能性消化不良病案一"。

三、　用药分析及体会

（一）　用药分析

1. 补益与行气兼施

本例病人饭后胃脘堵胀，反复 1 年余，西医诊断为功能性消化不良，中医诊断为痞满。病人因长期饮食不节而损伤脾胃，脾胃气虚，气机阻滞，气机升降失调，不能正常运化水谷，表现为食后胃脘堵闷作胀；食物停滞不下表现为纳谷不馨，没有饥饿感；脾不运化水湿下注大肠，则出现大便溏。唐师在健脾益气的同时多加入行气药物，以香砂六君子汤作为基础方进行加减，意在健脾益气、行气化湿。方中生黄芪、太子参、炒白术、淮山药补益脾气，木香、砂仁、紫苏叶、荷叶等通降气机，补气而不壅滞，行气而不伤气。

2. 温药与寒药并用

胃肠病病人症状繁杂，经常出现寒热错杂证，本例病人既有畏冷、便溏之寒证，又有舌红、咽干之热象。唐师以健脾之生黄芪、炒白术、木香、砂仁等温性药物为主，适当加入性味苦寒的川连，一方面佐制方中党参、炒白术、炮姜的温热之性，使全方不致温补太过，另一方面，川连虽苦寒，但有燥湿止泻之功，与炮姜合用共治病人便溏之症。唐师常在使用法半夏、炮姜、干姜、吴茱萸等温热药时加入黄连、黄芩等清热药佐制，既能起到清热化湿的作用，又能防止方中热性药过多而温补太过。

3. 辨证与辨症结合

本例病人因长期饮食不节而损伤脾胃，脾胃气虚，气机阻滞，脾胃气机升降失调，故胃脘堵胀；脾胃运化失常，水湿下注大肠，故大便溏；水湿停滞日久，不能滋养脏腑，可致轻微阴虚，故其舌略红，舌苔薄略少。辨证为脾虚气滞，湿浊内蕴。其病位在脾、胃，病机为脾虚气滞湿阻，病性为虚实夹杂。综合以上分析，唐师以香砂六君子汤为底方，行健脾益胃、行气化湿之效。

病人兼有纳谷不馨，没有饥饿感的症状，唐师加入神曲、炒谷芽、炒麦芽以健脾消食开胃。健脾理气之药多温燥，日久易有阴虚之象，用药时党参易为太子参，太子参性平偏凉，补益脾肺之力虽不如党参，但兼能养阴。若病人舌苔黄腻，则改白术为苍术，因苍术燥湿之性更强，治疗湿浊内阻者效果更好。若病人大便偏溏，则用炒白术，大便偏干，则用生白术。如病人兼有怕凉症状时，则用干姜和炮姜等以温胃散寒。

4. 健脾与疏肝同调

在遇到该类功能性消化不良病人时，唐师不仅予以健脾药物增加胃肠动力，配合疏肝之药进行肝脾同调，同时耐心对病人的情绪进行疏导，嘱其适当加强体育锻炼，减轻思想负担。

（二） 思考与体会

胃以降为顺，以通为用，胃为水谷之腑，"传化物而不藏"，只有保持舒畅通降之性，方能奏其纳食传导之功。功能性消化不良病人的疼痛、胀满、嗳气、恶心纳呆等症状均由胃气郁滞，失于通降所致，因而治疗时以通降为主，多以紫苏叶、紫苏梗、荷叶、枳壳、大腹皮等理气通降使上下畅通，血脉流畅，从而恢复脾胃正常的运化功能[1]。

脾胃在解剖位置、生理功能、病理传变等方面都密切相关。故治疗时，既要重视其"同"之处以脾胃合治，即常在补脾之品中佐以健胃之品，或在理气通降之方里辅以升清之味；又要根据其"不同"之处以脾胃分治。脾属脏，藏精气而不泻，胃属腑，传化物而不藏，因此临床治疗时多有侧重，虚证方面多侧重于脾，实证方面多侧重于胃[2]。情绪在功能性消化不良的发生及发展过程中具有重要作用，病人腹痛、腹胀的症状表现均与情绪及压力改变有关[3-5]，伴有心理疾病的功能性消化不良病人胃肠道症状的严重程度高于未伴有心理疾病的病人[6]。因此，在治疗功能性消化不良时应注意加强心理疏导，程度较轻者可嘱其多参加集体类运动放松心情，程度较重者可配合西药进行治疗。

参考文献

［1］唐旭东. 董建华"通降论"学术思想整理［J］. 北京中医药大学学报，1995，18（2）：45－48.

［2］陈婷，王凤云，卞立群，等. 唐旭东教授香苏饮辅用 H_2 受体拮抗剂治疗胃食管反流病经验［J］. 环球中医药，2015，8（4）：469－471.

［3］韦德锋，韦维，刘熙荣，等. 情志因素影响功能性消化不良的临床研究概况［J］. 湖南中医杂志，2018，34（11）：174－176.

［4］忻巧娜，王邦才. 从情志论治功能性消化不良［J］. 中医学报，2018，33（7）：1281－1284.

［5］余敏敏，席斌. 情志与功能性消化不良的中西医研究进展［J］. 中国民族民间医药，2017，26（11）：71－73.

［6］侯立新，李爽，洪尚游，等. 复方阿嗪米特肠溶片与复方消化酶分别联合氟哌噻吨美利曲辛片治疗化学性消化不良的效果比较［J］. 中国当代医药，2017，24（36）：96－98，101.

（李　夏）

第四节　功能性消化不良病案四

一、病情回放

姓名：崔某　　**性别**：男　　**年龄**：74 岁

初诊：2016 年 7 月 21 日。

主诉：左上腹无规律性疼痛数周。

现病史：纳食可，食后堵胀，嗳气，左上腹疼痛，没有规律，饥嘈，偶有反酸、烧心，大便 1 日 1～2 次，成形，失眠，晚九点休息，早三四点起床。舌暗红，苔薄、略薄腻，脉细滑。

诊断：

　　中医诊断：胃脘痛（土壅木郁证）。

　　西医诊断：功能性消化不良（上腹痛综合征）。

治则：健脾运土，疏肝达木。

处方：

柴　胡 10 g	党　参 15 g	炒苍术 15 g	黄　芩 12 g
法半夏 9 g	枳　实 15 g	佩　兰 15 g	黄　连 6 g
制吴茱萸 2 g	浙贝母 20 g	延胡索 12 g	炒神曲 15 g

炒谷芽 30 g　　　炒麦芽 30 g　　　珍珠母（先煎）30 g

砂　仁（后下）10 g

共 14 剂，浓煎 100 ml，水煎服，日 2 次，于中餐、晚餐后半小时至 1 小时服用。

二诊：2017 年 8 月 4 日。

刻诊：诉服药后左上腹仍有疼痛，但已好转，食纳尚可，大便 1 日 2 次，成形。

处方：上方加川芎 15 g，茯苓 30 g，继续服用。

三诊：2017 年 8 月 18 日。

刻诊：病人自述药后效果奇佳，胀痛基本消失，饮食佳，无反酸、烧心，排气较通畅，大便 1 日 1～2 次，质软，有时易干。舌淡暗红，苔薄，脉略弦滑。嘱守方继进。

二、 背景知识

见"功能性消化不良病案一"。

三、 用药分析及体会

（一） 用药分析

本例病人以"左上腹无规律性疼痛数周"为主症，诊断为功能性消化不良，上腹痛综合征。病人食后胀痛，表明脾气虚弱，不能运化水谷，气机升降失调，壅滞中焦；脾气壅滞，气郁日久化热，热扰心神，引起嘈杂、反酸、失眠等症。

唐师深谙"治中焦如衡，非平不安"之理，尤其是对老年病人，处方时应多方思考，以顾周全。本例病案中，唐师以党参、炒苍术健脾燥湿行气，恢复脾运，又辅以法半夏、枳实降气消痞，缓解病人食后堵胀之症；苍术还兼有明目的作用，尤其适合老年病人，左金丸加黄芩、柴胡、延胡索以疏肝泻热、行气导滞，延胡索活血行气止痛，可缓解病人左上腹疼痛、饥嘈、反酸、烧心之症；佐以砂仁、佩兰轻清芳香行气，炒神曲、炒谷芽、炒麦芽健脾消食，珍珠母镇神安眠，全方共奏健脾行气助运、疏肝泻热止痛之效。

现代药理学研究证实，行气健脾的药物对胃肠道具有保护和调节的作用，如党参的主要成分党参炔苷具有保护大鼠胃黏膜的作用[1]，党参多糖有明显的抗溃疡作用，对毛果芸香碱引起的胃酸增多有明显的抑制作用[2]。苍术提取物丙酮 β-桉叶醇和茅术醇对胃肠道动力的促进作用明显[3]，茯苓浸液可使肠肌收缩振幅减少，张力下降[4]；砂仁有明显的促进胃排空的作用[5]。而疏肝行气类药物对胃肠道的运动也有一定的调节作用，柴胡、枳实均能增强小鼠胃排空及小肠推进功能[6]，活血类药物可以改善疼痛症状，如延胡索中的延胡索总碱、延胡索甲素、乙素、丑素、癸素均有镇痛作用；川芎提取物能麻痹神经中枢，有镇痛、镇静之效[7]。

二诊时，病人诸症减轻，但仍有疼痛，复加茯苓以健脾化湿，川芎以行气止痛。三诊时，病人自述服药后效果明显，唐师嘱其平素注意情志调畅，多运动，不必再诊。

（二）思考与体会

上腹痛综合征属于中医"胃脘痛"范畴，唐师认为脾虚是功能性消化不良的基本病机，如《素问·调经论》言："有所劳倦，形气衰少，谷气不盛，上焦不行，下脘不通。"脾胃位于中焦，是调节人体气机运行的枢纽，上腹痛综合征多因脾虚气滞，外邪内积，运化无力，郁滞中生，而致中焦气机升降不通。胃为多气多血之腑，脾虚运化无力，中焦气机不通，则胃痛起于气分，气滞不通，表现为胃痛且胀，以胀为主，痛无定处，窜走胸胁，时作时止，聚散无形。久病入于血分，临床表现为胃痛持久而痛甚，痛如针刺刀割，痛有定处，固定不移，舌质紫暗或舌底静脉迂曲。因此临床上上腹痛综合征多兼有食欲不振、胃部疼痛、胀满或不适、嘈杂、大便异常等症状，如不加以治疗，则由气入血，进展为慢性萎缩性胃炎等器质性病变。

唐师认为上腹痛综合征必有肝郁参与其中，肝失疏泄，郁而化热，是引起胃脘疼痛、嘈杂不适的重要原因。因此在治疗过程中，醒脾必先制肝，疏肝即以安胃。若肝胃不和，加佛手、香橼、青皮、焦三仙；肝脾不和，加紫苏梗、佛手、白术、山药、陈皮；肝郁化火，加黄连、黄芩；灼伤胃阴，加沙参、麦冬；肝气上逆所致的恶心、呕吐，加半夏、生姜、竹茹；反酸加煅瓦楞、吴茱萸、黄连。

综上，唐师在治疗功能性消化不良的上腹痛综合征过程中，以健脾行气、降胃导滞、疏肝泻热为手段，以恢复中焦气机的畅通：补脾药味多而量大，健脾复运；降胃药味少而量轻，行气导滞；疏肝药每方必用，达木止痛，活血药视证而施，务令痛解。

参考文献

[1] 宋丹，王峥涛，李隆云，等.党参炔苷对胃溃疡模型大鼠胃黏膜损伤保护作用的研究 [J].中国中医急症，2008，17（7）：963 - 964，986.

[2] 孙政华，邵晶，郭玫.党参化学成分及药理作用研究进展 [J].安徽农业科学，2015（33）：174 - 176.

[3] 李曼玲，范莉，冯伟红，等.苍术的化学药理研究进展 [J].中国中医药信息杂志，2002，9（11）：79 - 82.

[4] 安文林，张兰，李雅莉，等.茯苓水提液对叠氮钠致原代培养的新生大鼠海马神经细胞线粒体损伤的影响 [J].中国药学杂志，2001，36（7）：450 - 453.

［5］朱金照，冷恩仁，陈东风，等. 15味中药促胃肠动力作用的筛选研究［J］. 第三军医大学学报，2000，22（5）：436－438.

［6］李岩，陈苏宁，李宇权，等. 芍药甘草汤、四逆散对胃排空及小肠推进功能影响的拆方研究［J］. 中华消化杂志，1996（1）：18－21.

［7］曲培向. 川芎药理作用研究进展［J］. 内蒙古中医药，2010，29（3）：78－79.

（张佳琪）

·第七章·

慢性萎缩性胃炎

第一节　慢性萎缩性胃炎病案一

一、病情回放

姓名： 马某　　**性别：** 女　　**年龄：** 45 岁

初诊： 2017 年 5 月 4 日。

主诉： 上腹胀 1 年余。

现病史： 纳谷不馨，不饥，食少，食后堵胀，嗳气频作，偶反酸。胸骨后上脘不适，大便 1 日 1 次，黏滞不畅，臭味大。眠可。舌淡红、胖，苔薄略少，但润，脉细小弦。

辅助检查： 2016 年 5 月和 2016 年 11 月河北省雄县医院 2 次胃镜＋病理活检诊断报告：反流性食管炎，贲门糜烂，伴鳞状上皮增生，伴低级别上皮内瘤变。

2017 年 2 月 22 日中国人民解放军总医院胃镜检查报告：慢性萎缩性胃炎伴糜烂。

诊断：

中医诊断：痞满（脾虚气滞，兼夹湿热证）。

西医诊断：慢性萎缩性胃炎（伴糜烂）、反流性食管炎。

治则： 健脾理气，清热化湿。

处方1：

柴 胡 10 g	生黄芪 20 g	白 芍 15 g	炒白术 20 g
云茯苓 30 g	紫苏梗 12 g	陈 皮 12 g	枳 实 15 g
厚 朴 12 g	川 连 6 g	炮 姜 3 g	乌贼骨 30 g
延胡索 12 g	神 曲 20 g	炙甘草 6 g	
砂 仁（后下）10 g		白蔻仁（后下）6 g	

共14剂，水煎服，日1剂，每餐后1小时各服1次。

处方2： 法莫替丁（20 mg×30片×1盒）。

用法用量： 口服；20 mg/次，1次/日，睡前服用。

二诊： 2017年5月18日。

刻诊：药后症状悉减。知饥，食欲明显。大便已不黏滞，1日1次，略溏，偶尔1日2次。舌淡红，苔薄，脉细滑。

治则： 守法继进。

处方1： 上方去柴胡、白芍、厚朴，改炮姜为干姜6 g，神曲15 g，加柿蒂20 g。

共14剂，水煎服，日1剂，每餐后1小时各服1次。

处方 2：继服法莫替丁，睡前服 1 片；地衣芽孢杆菌活菌胶囊（0.25 g×36 粒×2 盒）。

用法用量：口服；0.5 g/次，3 次/日。

三诊：2017 年 6 月 22 日。

刻诊：纳增，已不胀，大便黏滞已改善，1 日 1 ～ 2 次，通畅，成形。乳房胀痛，自觉胃脘略凉，乏力，倦怠。舌淡红、胖，边有齿痕，苔薄白，脉细滑。

治则：守法继进。

处方：上方去柿蒂、白蔻仁，改神曲20 g，加潞党参15 g，柴胡10 g，白芍 15 g，当归10 g，川芎 12 g。

二、背景知识

（一）慢性萎缩性胃炎的概念及流行病学

慢性萎缩性胃炎（chronic atrophic gastritis，CAG）是慢性胃炎中的一种，临床以上腹痛、腹胀、腹部不适、食欲不振为主要表现。CAG 的诊断以胃镜结合组织病理学检查为主，在各型慢性胃炎中，内镜诊断 CAG 的比例为 17.7%，病理诊断CAG 的比例为 25.8%[1]，我国 CAG 患病率较高。Hp 感染是慢性萎缩性胃炎发生的主要病因[2]，目前我国 Hp 感染率约为 52.2%[3]。

（二） 诊断依据

由于 CAG 缺乏特异性症状，因此 CAG 的确诊主要依赖于内镜检查和胃黏膜活检组织学检查。CAG 内镜下可见黏膜红白相间，以白相为主，皱襞变平甚至消失，部分黏膜血管显露，可伴有黏膜颗粒或结节状等表现；病理上以胃黏膜固有腺体减少，伴或不伴纤维替代、肠上皮化生（intestinal metaplasia, IM）、假幽门腺化生为主要特点。慢性胃炎病理活检显示固有腺体萎缩，即可诊断为萎缩性胃炎，不必考虑活检标本的萎缩块数和程度。临床医师可根据病理结果并结合内镜表现，最后做出萎缩范围和程度的判断[4]。CAG 进一步发展可伴肠上皮化生或上皮内瘤变（intraepithelial neoplasia, IN）[5]。其中，上皮内瘤变［同异型增生（dysplasia, Dys）］是最重要的胃癌前病变，主要表现为上皮有明显的细胞和（或）结构异常，呈肿瘤生长性质，无固有膜浸润，可分为低级别和高级别上皮内瘤变（或轻度、中度和重度异型增生）[6]。

（三） 诊疗要点

（1）慢性胃炎的治疗目的是去除病因、缓解症状和改善胃黏膜炎性反应。

（2）Hp 阳性的慢性胃炎，应行 Hp 根除治疗[7]。

（3）伴胆汁反流的慢性胃炎可应用促动力药和（或）有结合胆酸作用的胃黏膜保护剂。

（4）服用引起胃黏膜损伤的药物如非甾体抗炎药（包括阿司匹林）后出现慢性胃炎症状者，建议加强抑酸和胃黏膜保护治疗。

（5）有胃黏膜糜烂和（或）以上腹痛和上腹烧灼感等症状为主者，可根据病情或症状严重程度选用胃黏膜保护剂、抗酸剂、H_2RA 或 PPI。

（6）有消化不良症状且伴明显精神心理因素的慢性胃炎病人可用抗抑郁药或抗焦虑药[8]。

（7）中医中药可用于慢性胃炎的治疗。

三、 用药分析及体会

（一） 用药分析

本例病人的主要症状为上腹胀，此因胃受纳腐熟及脾主运化功能失常。生理上，脾胃同居中焦，共司水谷纳运之职，同为气机升降之枢纽。病理上，胃虚则受纳不及，脾虚则运化无权。纳运失调、升降不协则饮食水谷内停，而见纳谷不馨、不饥、食少、食后腹胀等症。本例病人的次要症状为嗳气频作、反酸，此因中焦气机升降失宜。胃以降为顺，而胃气的通降依赖肝主疏泄功能的调和，肝气不疏则脾气不升，胃气不降，而致痞满胀痛、食减纳呆之肝郁脾虚证；胃气不降反升，则见嗳气频作、反酸；脾虚不化则湿邪内生，日久又可酿生湿热，则见大便黏滞、臭味大。结合病人舌淡红，苔薄少，脉细小弦，唐师认为本例病人以脾虚为本，辨证当属脾虚气滞，兼夹湿热。治疗以健脾理气为要，辅以清热化湿。方选枳实消痞丸合四逆散加减。

枳实消痞丸健脾和胃、消痞除满、平调寒热。方中生黄芪、炒白术、云茯苓三味健脾益气、祛湿和中。枳实苦辛微寒，行气消痞；厚朴苦辛而温，行气除满，二者合用，助胃气下行，增行气消痞除满之效。川连苦寒，炮姜辛热，二者相伍，辛开苦降，燥湿止泻、平调寒热。神曲甘平，健脾和胃、消食化积。四逆散方中柴胡疏肝，白芍敛阴，枳实泻热，炙甘草和逆，共奏疏肝理脾之效。另加善行脾胃之气的紫苏梗、陈皮取香苏饮之意，行气而不燥，使郁滞上下宣行；辅以辛温之砂仁、白蔻仁和胃醒脾、化湿行气；乌贼骨除湿制酸，延胡索行气止痛。使以炙甘草益脾和中，兼调和诸药。

二诊时，病人诸症悉减，仍有便溏，守法继进。原方去柴胡、白芍、厚朴等疏肝行气之品，改炮姜为干姜6g增其温中之力，加柿蒂20g温中下气，复脾胃升降之常。

三诊时，病人症状好转，纳增，不胀，大便成形，故去柿蒂、白蔻仁等化湿行气之品。乳房胀痛、乏力倦怠为肝郁脾虚之证，故加潞党参、柴胡、白芍、当归疏肝健脾，川芎活血行气止痛。

本例病人在初诊时，唐师在令其服用中药的基础上加用法莫替丁20 mg，每晚睡前服一片。临床上，部分病人在就诊前有长期服用PPI（如雷贝拉唑、奥美拉唑等）的服药史。由于PPI的强效抑酸作用，加之病人1日服用2次（早晚各1次），病人日间的正常泌酸节律被抑制，导致用餐时胃酸分泌不足，出现食欲不振、腹胀等表现。其中有些病人在使用标准剂量PPI时在夜间仍有泌酸高峰，即夜间酸突破[9]，在临床上主要表现为夜间不适，如胸、腹痛，胃灼热等。夜间酸突破产生的机制与质子泵的再生和激活、夜间迷走神经兴奋性高、胃酸分泌增多、肝药酶CYP 2C19的基因多态性等因素相关[10]。此外，部分病人停用PPI后会出现酸反跳现象[11]，再次诱发酸相关症状，从而导致病人对抑酸药产生依赖，难以停药[12]。法莫替丁为第三代H_2RA，此类药物通过与组胺竞争胃壁细胞上H_2受体并与之结合，抑制组胺刺激壁细胞的泌酸作用，减少胃酸分泌。H_2RA抑酸时间短的特点规避了PPI制剂影响日间胃酸分泌的缺点。而且H_2RA不受肝药酶代谢的影响，半衰期较PPI长，而且组胺对胃夜间酸分泌起主要作用，睡前服用可减少夜间酸突破，相比PPI有更好的治疗效果。故唐师对于长期服用PPI病人或者夜间症状明显者，常采用日间服用汤药，睡前口服1次H_2RA（如法莫替丁、雷尼替丁等）的方法，替代PPI，一者兼顾病人夜间酸突破的不适症状，二者通过日间口服中药促进正常泌酸节律的恢复，配合 H_2RA 达到降阶梯停用抑酸药的目的，以恢复胃正常的泌酸节律，防止因突然停用 PPI 导致的酸反跳。

本例病人既往胃镜检查见糜烂，病理活检诊断报告显示低级别上皮内瘤变，末次胃镜检查仅见萎缩伴糜烂。考虑病人之前的低级别上皮内瘤变可能是因为活检位置在糜烂处，并非真正的异型增生，嘱病人定期复查胃镜即可，不必过分担忧，从思想上减轻病人对疾病的忧虑。

（二）思考与体会

本例病人以"上腹胀 1 年余"为主诉，临床当鉴别"痞满"与"胀满"。朱震亨在《丹溪心法·痞》一篇中对二者予以区别，即"胀满内胀而外亦有形；痞者内觉痞闷，而外无胀急之形也"。本例病人自觉上腹胀，而外无胀急之形，故中医诊断当为"痞满"。

纵观该例病人的诊疗过程，可以看出唐师在治疗慢性萎缩性胃炎一病时以恢复脾胃的生理功能为要，强调脾虚为本，治疗中强调扶正祛邪，巧用健脾、行气之品恢复脾升胃降的生理特点。生理上，胃受纳水谷后，在胃气的通降作用下促进食物传入小肠，在脾的运化功能下形成水谷精微输布全身。现代胃肠动力学研究表明，胃对食物的容受、研磨及排空主要依赖于胃和十二指肠协调的推进性运动。食物进入胃内首先引发近端胃的顺应性舒张，然后与远端胃和幽门括约肌相互协调进行压缩与舒张运动，形成有节律的推进性运动，促进食物的混合、研磨及排空。病理上，若近端胃的适应性调节及胃电节律异常，胃的消化吸收及排空功能减弱，则导致食物停滞不前，而见纳谷不馨、不饥、食少、食后腹胀等症。现代药理学研究表明，健脾药可改善胃肠道吸收功能，促进胃排空及小肠推进，双向调节胃肠动力。行气药味多苦辛，性多属温，其味辛能散，故能升阳；味苦开泄，故能燥湿化痰；性温，善于通达，故能和胃。现代药理学研究也证实，行气药对改善胃黏膜血流、促进消化液分泌、排除肠道积气、促进胃排空、调节胃肠平滑肌运动等方面均有影响。健脾药与行气药相伍补而不滞，滋而不腻，运补药之力达周身；脾得健运，则津液得布，胃阴得濡。补正必兼泄邪，慢性萎缩性胃炎脾胃虚弱者多虚无纯虚，易因虚致实，常兼夹食积、痰阻、瘀血、湿热之邪，邪去则补自得力，辅以行气之品助其推陈出新，开通三焦与经络之滞气，有补中寓通之意。

参考文献

[1] DU Y Q, BAI Y, XIE P, et al. Chronic gastritis in China: a national

multi – center survey ［J］. BMC Gastroenterol, 2014, 14：21.

［2］ GAO X, ZHANG Y, BRENNER H. Associations of Helicobacter pylori infection and chronic atrophic gastritis with accelerated epigenetic ageing in older adults ［J］. Br J Cancer, 2017, 117 (8)：1211 –1214.

［3］ HOOI J, LAI W Y, NG W K, et al. Global Prevalence of Helicobacter pylori Infection：Systematic Review and Meta – Analysis ［J］. Gastroenterology, 2017, 153 (2)：420 –429.

［4］ 中华医学会消化病学分会. 中国慢性胃炎共识意见 ［J］. 胃肠病学, 2017, 22 (11)：670 –687.

［5］ CORREA P, HAENSZEL W, CUELLO C, et al. A model for gastric cancer epidemiology ［J］. Lancet, 1975, 2 (7924)：58 –60.

［6］ 中华医学会病理分会消化病理学组筹备组. 慢性胃炎及上皮性肿瘤胃黏膜活检病理诊断共识 ［J］. 中华病理学杂志, 2017, 46 (5)：289 –293.

［7］ 中华医学会消化病学分会幽门螺杆菌和消化性溃疡学组, 全国幽门螺杆菌研究协作组. 第五次全国幽门螺杆菌感染处理共识报告 ［J］. 胃肠病学, 2017, 22 (6)：346 –360.

［8］ LACY B E, SAITO Y A, CAMILLERI M, et al. Effects of Antidepressants on Gastric Function in Patients with Functional Dyspepsia ［J］. Am J Gastroenterol, 2018, 113 (2)：216 –224.

［9］ PEGHINI P L, KATZ P O, BRACY N A, et al. Nocturnal recovery of gastric acid secretion with twice – daily dosing of proton pump inhibitors ［J］. Am J Gastroenterol, 1998, 93 (5)：763 –767.

［10］SHIRAI N, FURUAT T, XIAO F, et al. Comparison of lansoprazole and famotidine for gastric acid inhibition during the daytime and night - time in different CYP2C19 genotype groups ［J］. Aliment Pharmacol T- her, 2002, 16（4）: 837 - 846.

［11］LØDRUP A B, REIMER C, BYTZER P. Systematic review: symptoms of rebound acid hypersecretion following proton pump inhibitor treatment ［J］. Scand J Gastroenterol, 2013, 48（5）: 515 - 522.

［12］NIKLASSON A, LINDSTROM L, SIMREN M, et al. Dyspeptic symp- tom development after discontinuation of a proton pump inhibitor: a double - blind placebo - controlled trial ［J］. Am J Gastroenterol, 2010, 105（7）: 1531 - 1537.

（许　琳）

第二节　慢性萎缩性胃炎病案二

一、病情回放

姓名: 陈某　　**性别:** 男　　**年龄:** 74 岁

初诊: 2016 年 6 月 30 日。

主诉: 胃脘胀满 2 月余。

现病史：病人 2 个月前无明显诱因出现进食后胃脘胀满，无腹痛，无恶心、呕吐等，于中国中医科学院西苑医院进行胃镜检查，报告显示"慢性萎缩性胃炎，肠上皮化生，胆汁反流"。刻诊：进食后胃脘胀满，食欲差，乏力，口苦咽干，情绪易激动，目干痛，眠可，大便秘结而干，2～3 日 1 次，需服用通便灵，小便可。舌胖大红，少苔，脉弦细。

辅助检查：2016 年 4 月中国中医科学院西苑医院胃镜及病理活检诊断报告：慢性萎缩性胃炎，肠上皮化生，胆汁反流。

诊断：

中医诊断：痞满（肝胃阴虚证）。

西医诊断：慢性萎缩性胃炎、肠上皮化生、胆汁反流。

治则：滋阴养血，清热疏肝。

处方 1：

柴　胡 10 g	党　参 15 g	白　芍 15 g	当　归 12 g
熟　地 15 g	山茱萸 10 g	菊　花 10 g	密蒙花 12 g
枳　实 15 g	厚　朴 15 g	瓜蒌皮 15 g	牡丹皮 15 g
栀　子 15 g	神　曲 20 g	牛　膝 15 g	炙甘草 6 g
延胡索 12 g	浙贝母 20 g	砂　仁（后下）10 g	

共 14 剂，水煎服，日 1 剂，分 2 次温服。

处方 2：乳果糖口服溶液（15 ml/袋×12 袋）。

用法用量：口服；15 ml/次，1 次/日（8am ~ 4pm）。

复诊：服药 2 周，停药 2 周后复诊，目前进食后偶有胃脘胀满，纳食稍改善，仍有目干痛，已无口苦咽干，情绪较前稳定，眠可，大便仍干，较前易解，1 日 1 次，小便可。舌红，苔薄白，脉略弦滑。

处方：在前方的基础上，枳实易枳壳 15 g，加夏枯草 15 g，赤芍 15 g，木香 12 g，炒麦芽 30 g，炒谷芽 30 g，余药不变，继服 14 剂。

二、 背景知识

见"慢性萎缩性胃炎病案一"。

三、 用药分析及体会

（一） 用药分析

慢性萎缩性胃炎的临床表现无特异性，根据其突出症状不同，在中医中可对应"胃痛""痞满""嘈杂"等范畴。

本例病人主因进食后胃脘胀满就诊，故中医诊断为痞满。病人平素情绪易激动，肝气化火，煎灼肝胃，久之则肝胃阴伤；肝气犯胃，胃失和降，故纳差、胃脘胀满；肝阴亏虚故目干痛；肝气挟胆汁上逆，故口苦，胃镜下见胆汁反流；阴虚则肠道津亏，故大便秘结而干，数日 1 次；舌红少苔，脉弦细均为阴虚之象。结合舌脉，四诊合参，辨证为肝胃阴虚证，治宜滋阴养血、清热疏肝，方用滋水清肝饮加减。

滋水清肝饮是在六味地黄丸的基础上加味化裁而来，"三补三泻"滋阴养血；栀子配牡丹皮以清肝泻热；柴胡、当归、白芍以补肝血、疏肝气；酸枣仁养心阴、益肝血而宁心安神，全方共奏滋肾养阴、清肝泻热之效。本例病人辨证为肝胃阴虚，故唐师以滋水清肝饮为基础方进行加减，因病人胃脘胀满，故去山药以免滞胃中之气；小便可，故去茯苓、泽泻利湿之品，以免重伤其阴；眠可，故去养心安神之酸枣仁。再益以枳实、厚朴、瓜蒌皮行气消胀；砂仁、神曲健脾开胃；延胡索疏肝行气，以使肝不犯胃。肝开窍于目，肝火上犯故目干痛，以牛膝引热下行，菊花、密蒙花清肝明目；稍佐党参健脾益气以助行脾胃之气，并防行气耗气。诸药合用，共奏滋阴养血、清热疏肝之功。

综观此方，可见唐师遣方用药之特点，方中行气与养阴并举，行脾气并滋胃阴。古籍载脾为太阴湿土，阳气健旺始运转，胃为阳明燥土，得脾之阴润方湿燥相济，故行气药与养阴药并用，方可以脾之湿滋润胃之燥，以达到脾燥胃润，并助脾胃之运化。

现代药理学研究表明，柴胡具有明显的抗炎作用，其抗炎作用主要是通过刺激机体肾上腺来实现，与肾上腺皮质的合成以及糖皮质激素的分泌之间存在着较为密切的联系[1]。白芍中的主要成分白芍苷能够通过抑制人外周血单核细胞中的单核细胞的噬菌作用、前列腺素 E2（PGE2）和 TNF－α 的产生以及 HLA－DR 和 CD80 的表达，起到抑制单核细胞的作用，进而缓解慢性炎症[2]；此外，白芍中还含有可有效抑制及杀灭对抗生素敏感和耐药 Hp 的成分[3]。党参中的主要成分党参多糖可使大鼠胃黏膜与胃壁厚度明显增加[4]，并能有效抑制 S180 荷瘤小鼠体内肿瘤细胞的生长，还可增强荷瘤小鼠的免疫应答、增加小鼠脾脏重量、促进淋巴细胞增殖、提高自然杀伤细胞的活度[5]。

（二）思考与体会

1. 重视疏肝养阴

肝在五行中属木，主疏泄，脾胃属土，主运化与受纳水谷，肝与脾胃之间的关系为木土相克。肝的疏泄功能是否正常，直接影响到脾胃的生理功能是否正常，如果疏泄不利则属肝气郁结，如疏泄太过则属肝气犯胃。肝胃气机失常，久之肝胃阴虚，此病机在萎缩性胃炎病人中普遍存在。故唐师在临床中非常重视疏肝养阴，以调理脾胃，如本例病人长期情绪易激动，是属肝气犯胃，影响脾胃功能，久之肝胃阴虚，继而形成慢性萎缩性胃炎。治疗时需首先抓住肝气不疏这一主要病因，疏肝理气以使肝不犯胃，则脾胃气机渐和；再抓住胃阴亏虚这一发病基础，滋阴和胃以润胃中久旱，则脾胃运化渐复。

2. 运用现代辅助检查手段辅助中医辨证

唐师在临床中坚持以中医之宏观辨证为本，同时注重西医辅助检查如胃镜下胃黏膜形态及病理活检结果，并合理地将西医辅助检查运用到中医的宏观辨证中来，使之成为中医传统四诊的微观延续。如本例病人在胃镜下示胆汁反流，即与病人口苦、脉弦等症状共同构成了中医的肝气犯胃证，为中医的辨证提供了更客观的依据，提高了中医辨证的准确性。这种中西医结合的诊疗模式不仅提高了临床疗效，更让古老的中医焕发出新的活力。

参考文献

［1］李春香. 中药柴胡的药理研究与临床应用［J］. 临床医药文献电子杂志，2019，6（24）：197.

［2］WANG D, YUAN F, WANG L, et al. Paeoniflorin inhibits function and down-regulates HLA-DR and CD80 expression of human peripheral blood monocytes stimulated by rhIL-1β［J］. International Immunopharmacol, 2012, 14（2）: 172-178.

［3］NGAN L T, MOON J K, SHIBAMOTO T, et al. Growth-inhibiting, bactericidal, and urease inhibitory effects of Paeonia lactiflora root constituents and related compounds on antibiotic – susceptible and resistant strains of Helicobacter pylori [J]. J Agric Food Chem, 2012, 60 (36): 9062 – 9073.

[4] 王涵, 林红强, 谭静, 等. 党参药理作用及临床应用研究进展 [J]. 世界最新医学信息文摘, 2019, 19 (7): 21 – 22, 24.

[5] 陈嘉屿, 胡林海, 吴红梅, 等. 党参多糖类对荷瘤小鼠免疫应答及抑瘤作用研究 [J]. 中华肿瘤防治杂志, 2015, 22 (17): 1357 – 1362.

（李　博　李天力）

第三节　慢性萎缩性胃炎病案三

一、病情回放

姓名：李某　　**性别：**女　　**年龄：**58 岁

初诊：2018 年 3 月 29 日。

主诉：胃脘痞满 5 月余。

现病史：病人 5 个月前出现胃脘痞满不适感，未服用药物治疗。刻诊：病人进食后胃脘痞闷，伴后背疼痛不适，食后胃脘饥嘈，知饥，纳谷不馨，怕食油腻，大便 1 日 1～2 次，稀溏。舌淡暗、略胖，苔薄黄腻，脉细滑。

辅助检查： 2017 年 11 月 27 日北京大学第三医院胃镜检查报告：慢性萎缩性胃炎伴胃体、胃窦糜烂。病理活检诊断报告：窦小弯、胃角轻度肠上皮化生。

诊断：

中医诊断：胃痞病（脾虚湿热证）。

西医诊断：慢性萎缩性胃炎。

治则： 健脾理气，清热化湿。

处方：

党 参 15 g	炒苍术 15 g	紫苏梗 12 g	陈 皮 12 g
法半夏 9 g	黄 芩 12 g	黄 连 6 g	干 姜 6 g
枳 实 12 g	佩 兰 15 g	延胡索 12 g	炙甘草 6 g
砂 仁 (后下) 6 g		滑 石 (先煎) 10 g	

共 7 剂，水煎服，日 1 剂，分 3 次温服。

二诊： 2018 年 4 月 5 日。

刻诊：服药后，病人胃脘痞满症状消失，但每天 10 ~ 11am 及 4 ~ 5pm 还有胃脘饥嘈不适感，大便已实，1 日 1 次，乏力，倦怠。舌淡红，苔已化，脉细滑。

处方：

生黄芪 20 g	赤 芍 15 g	白 芍 15 g	炒白术 20 g
紫苏梗 12 g	陈 皮 12 g	醋香附 12 g	枳 实 15 g
龙胆草 6 g	黄 连 6 g	干 姜 6 g	海螵蛸 30 g

延胡索 12 g　　炙甘草 6 g　　砂　仁（后下）6 g

共 14 剂，水煎服，日 1 剂，分 3 次温服。

三诊：2018 年 5 月 24 日。

刻诊：病人饥嘈症状明显好转，纳食可，食后胃脘堵闷消失，大便 1 日 1 次，不干。舌淡暗红，苔薄、中间略薄腻，脉细滑。

处方：守方继进，上方改砂仁为 10 g，加佩兰 15 g。

二、　背景知识

见"慢性萎缩性胃炎病案一"。

三、　用药分析及体会

（一）用药分析

本例病人初诊见痞满、胃脘嘈杂感、纳谷不馨、大便稀溏等症状，并且舌苔薄黄腻，脉细滑，此为脾虚湿热之候。脾虚运化无力则胃脘痞满不适感、纳谷不馨；脾不运化水湿，水湿内停致大肠传导失司则大便稀溏；湿邪日久则化热犯胃出现胃脘嘈杂、舌苔薄黄腻等。治疗上应以健脾化湿清热为原则，方用半夏泻心汤，加重黄芩的用量，与黄连合用清热燥湿、泻热开痞，干姜温中散寒，党参、炒苍术健脾燥湿，佩兰、砂仁芳香化湿。现代药理学研究[1]显示，半夏泻心汤全方以及拆方能不同程度地提高胃液游离酸、总酸度及胃蛋白酶活性，笔者推测其作用机制可能与减轻胃黏膜炎症等有关。另外，唐师加用紫苏梗、陈皮、枳实理气通滞，滑石清热化湿。纵观全方，苦辛并进以调升降，补泻兼施以调虚实。

二诊时，病人痞满已除，舌苔已化，大便已实，但仍有胃脘饥嘈感，说明脾运功能已恢复，湿邪大致已去，肝胃不和，肝胃郁热征象较明显，用药上，应少用健脾化湿药，同时以疏肝行气、泻热和胃为主，唐师采用香苏饮、香砂枳术丸和温胆汤进行加减。香苏饮原方为香苏散，源自宋代《太平惠民和剂局方》，其药物组成为香附 4 两、紫苏叶 4 两、炙甘草 1 两、陈皮 2 两，该方主治"四时瘟疫、伤寒"。香苏饮改紫苏叶为紫苏梗以理气宽中，香附行气止痛。香砂枳术丸出自《景岳全书》，方中枳实下气宽胸，佐以陈皮理气健脾，加用生黄芪健脾益气，赤芍、白芍活血柔肝，病人饥嘈、反酸明显，加用龙胆草以清热和胃，海螵蛸制酸。

三诊时，病人症状已明显好转，考虑舌苔略腻，故守方继进，加用佩兰芳香化湿，并加重砂仁燥湿行气之力量。

（二）思考与体会

慢性萎缩性胃炎在中医上属于"胃痞病""胃脘痛"范畴，根据病人临床症状的不同，主要分为湿热中阻证、肝胃不和证、脾虚气滞证、胃阴不足证 4 种证型。该病总因脾胃失和、气机升降失常所致，治疗当以健脾和胃、调畅气机为主。唐师选方喜用香苏饮、半夏泻心汤等经典方化裁，用药讲究药味少、药量轻、药性平和，以免加重胃的负担，损伤胃气。由于该病病程较长，易反复发作，病情又复杂多变，临证时尤需细辨寒热虚实，详察脏腑气血，紧抓病机，综合辨证，做到法随证立，方从法出，灵活变通。

参考文献

[1] 赵建一. 半夏泻心汤现代药理研究浅述［J］. 中国中医药现代远程教育，2011，9（19）：73.

（李娟娟）

第四节　慢性萎缩性胃炎病案四

一、病情回放

姓名：孟某　　**性别**：男　　**年龄**：53 岁

初诊：2017 年 12 月 14 日。

主诉： 食后饱胀半月。

现病史： 病人半月前无明显诱因出现食后堵胀不适，病人发病后进行胃镜检查，报告显示"慢性萎缩性胃炎伴局灶低级别上皮内瘤变"。为求进一步诊疗，遂前来就诊。刻诊：夜间胃脘不适，知饥纳佳，食后堵胀，嗳气反酸，服用 PPI 已 5 天，略有减轻，纳谷不馨，大便 1 日 1 次，黏滞不畅。舌胖暗红，苔薄黄、略薄腻，脉细弦。

辅助检查： 2017 年 12 月 7 日胃、肠镜检查报告：胃窦部萎缩，局灶肠上皮化生，局灶低级别上皮内瘤变；大肠息肉，低级别上皮内瘤变。

诊断：

中医诊断：胃痞病（湿热中阻、寒热错杂证）

西医诊断：慢性萎缩性胃炎［伴肠上皮化生（局灶性）、伴低级别上皮内瘤变（局灶性）］、大肠息肉（低级别上皮内瘤变）

治则： 平调寒热，消痞散结。

处方 1： 半夏泻心汤加减。

潞党参 20 g	制苍术 15 g	云茯苓 30 g	法半夏 9 g
黄 芩 12 g	川 连 3 g	干 姜 6 g	乌贼骨 30 g
炒枳实 15 g	延胡索 12 g	神 曲 20 g	
珍珠母（先煎）30 g		砂 仁（后下）10 g	

白蔻仁（后下）6 g

共 14 剂，早、中、晚餐后 1 小时服用。

处方 2：停用耐信（艾司奥美拉唑镁肠溶片）等药。

处方 3：法莫替丁（20 mg×30 片×1 盒）。

用法用量：口服；20 mg/次，1 次/日，睡前服用。

二诊：2017 年 12 月 28 日。

刻诊：诸症有改善，大便已不黏滞，胃脘作胀缓解，纳增。舌苔已化，苔薄白，舌淡红，脉细弦。

治则：守法继进。

处方：上方加干佩兰 15 g，白花蛇舌草 30 g。

共 14 剂。

三诊：2018 年 1 月 11 日。

刻诊：诸症消失，夜眠较浅易醒，纳可，纳增，餐后不堵，大便可，1 日 1 次，成形。舌苔已化，苔薄白，舌淡红，脉沉细滑。

处方：改白花蛇舌草 20 g，加酸枣仁 30 g，炙甘草 6 g。

四诊：2018 年 1 月 25 日。

刻诊：症状基本消失，时有因饮食生冷或硬则不适症状。

处方：上方去制苍术，改白花蛇舌草 30 g，加干佩兰12 g，炒白术 20 g。

二、 背景知识

（一） 胃癌前病变的概念及流行病学

胃癌前病变（precancerous lesions of gastric cancer，PLGC）是一个病理概念，指具有恶性转化可能性的胃黏膜病理改变，包括肠上皮化生和异型增生[1]。国际癌症研究机构（IARC）在 2000 年版的《消化系统肿瘤病理学和遗传学》中，用上皮内瘤变这一概念取代了异型增生来描述上皮浸润前的肿瘤性改变[2]。上皮内瘤变是指细胞由于基因克隆样改变分化成结构异常而容易进展为具有侵袭和转移能力的浸润性癌为特征的癌前病变。世界卫生组织（WHO）将上皮内瘤变分为低级别（LGIN）和高级别（HGIN）二级，LGIN 相当于轻度和中度异型增生，HGIN 相当于重度异型增生和原位癌[3]531。按 WHO 规定，凡是发展成恶性肿瘤可能性超过 20% 的各种病变均可属于癌前病变[4]。

（二） 诊断依据

1. 内镜诊断

在临床上，用于诊断 PLGC 最常用、最重要的手段是内镜检查与病理活检，其准确率与操作者水平、活检位置以及取材深浅等因素有关。在我国，PLGC 的常规内镜检查漏诊率达 5% ~19%[5]30。目前应用于 PLGC 诊断的内镜光学新技术包括共聚焦激光显微内镜（CLE）、内镜窄带成像技术（NBI）、窄带成像放大内镜技术（NBI - ME）、乙酸靛胭脂染色胃镜、智能分光比色技术（FICE）、高清智能电子染色内镜（i - Scan）、自体荧光内镜（AFI）和放大内镜等[6]。其中，CLE 能够实现内镜光学活检，从而较为准确地诊断 PLGC，对选择治疗方案具有重要的临床价值，而乙酸靛胭脂染色胃镜是发现 PLGC 有效并且经济的一种手段[5]31。

2. 生物学指标

血清中胃泌素 17（G17）、胃蛋白酶原（PG）、胃蛋白酶原比值（PGR）和 Hp 抗体等生物标记物对萎缩性胃炎的诊断也有一定价值，其中血清胃蛋白酶原能较好地反映胃黏膜功能和状态，可作为胃癌的初步筛查指标[7]。

（三）诊疗要点

内镜下切除治疗[3]532：对于上皮内瘤变病人，属于 LGIN 者可观察随访或内镜下治疗；若为 HGIN 者应考虑内镜切除治疗。活检结果为 LGIN，须结合 NBI、共聚焦等先进内镜技术综合评判病变性质以制定最佳治疗方案。

清除 Hp 感染[8]：Hp 感染是触发 PLGC 的重要因素，而 Hp 根除治疗能够明显地改善组织学病变。

饮食和生活习惯[5]31：高盐饮食、食用高亚硝胺含量食品或加工肉制品等可增加 PLGC 发生的危险；而食用富含维生素 C

和番茄红素的食物，或增加维生素 E 和微量元素硒的摄入可降低患 PLGC 的风险。

三、 用药分析及体会

（一） 用药分析

根据本例病人的临床表现来看，本病属于中医"胃痞病"范畴，心下即是胃脘，脾胃居中焦，为气机升降之枢纽，饮食及各种因素刺激导致中气虚弱，寒热错杂，故为痞证。脾气主升，胃气主降，升降失常，故见胃脘不适、食后堵胀及嗳气等症。方中法半夏散结消痞、降逆止呕，故为君药；干姜温中散邪，黄芩、川连苦寒，泻热消痞，故为臣药；因各种因素导致脾胃运化功能失常，病人大便黏溏用潞党参、制苍术、云茯苓健脾燥湿；炒枳实能行气消痞，砂仁能"治脾胃气结滞不散"（《药类法象》），白蔻仁能"散滞气、化食宽膨"（《本草备要》），三药合用，行气宽中。

病人夜间反酸，提示其夜间胃酸分泌较常人高，中医理论认为此为肝胃郁热，胃气夹胆热上逆所致。方中黄芩兼能清肝胆之热；延胡索味辛性温，入足太阴、厥阴经，"禀天春升之木气"（《本草经解》），能疏肝气、行肝血而解肝郁，故用之；乌贼骨、珍珠母能制酸，现代药理学研究也证实，乌贼骨能降低胃液总浓度，珍珠母有中和胃酸以及收敛的作用，而延胡索对多种类型的胃溃疡均有抑制作用，三药合用，能够起到抑制胃酸、保护胃黏膜损伤的作用，诸药合用，辛苦并进以调其升降，补泻兼施以顾其虚实。

（二）思考与体会

根据萎缩性胃炎的病机及临床表现，唐师认为血瘀贯穿于整个病程，对于临床上通过辨证确实兼有血瘀的病人，多选丹参饮或失笑散等活血通络方药加减用于其中的治疗[9]。上皮内瘤变是胃黏膜癌变过程中的重要病理阶段，中医认为久病必瘀，胃癌前病变病人多为湿热瘀毒互结之体，故唐师在病人二诊时加白花蛇舌草以清热祛湿解毒、活血化瘀，现代药理学研究表明，白花蛇舌草是广谱的抗癌药，临床上用于消化道肿瘤的治疗，多能取得良好的效果，故在本例病案中使用白花蛇舌草，对延缓胃癌前病变的发展有一定作用。

本例病案的证型属于寒热错杂证，故在用药上寒热并用，在互相牵制的同时又能达到寒热同调的效果，但在治疗的过程中，又需要仔细审察，谨守病机变化，从而调整寒热比例，以免犯用药过寒过热的错误。病人二诊、三诊以后，舌苔已化，舌由暗红转为淡红，大便亦调。由此可知，病人湿热较前减轻，此时宜将制苍术换成炒白术，减其燥性，以免有助热之患。由此可见，治病当须谨守病机，勿使寒热过之。

参考文献

[1] 汤钊猷. 现代肿瘤学 [M]. 2 版. 上海：上海医科大学出版社，2000：702 - 732.

[2] HAMILTON S R, AALTONEN L A. World Health Organization classification of tumours, Pathology and genetics of tumours of digestive system [M]. Lyon：IARC Press, 2000：37 - 38.

[3] 吴浩，邹文斌，刘枫，等. 早期胃癌及癌前病变内镜下切除治疗现状及进展 [J]. 中国实用内科杂志, 2014, 34 (5)：530 - 538.

[4] 王平，魏睦新. 胃癌前病变的研究进展及中西医结合防治现状 [J]. 中国中西医结合消化杂志, 2010, 18 (5)：341 - 344.

[5] 黄昌明，陆俊. 胃癌癌前病变的诊断和处理 [J]. 中国实用外科杂志, 2014, 34 (1)：30 - 32, 36.

[6] KAISE M, KATO M, TAJIRI H. High - Definition Endoscopy and Magnifying Endoscopy Combined with Narrow Band Imaging in Gastric Cancer [J]. Gastroenterology Clinics of North America, 2010, 39 (4)：771 - 784.

[7] MUKOUBAYASHI C, YANAOKA K, OHATA H, et al. Serum Pepsinogen and Gastric Cancer Screening [J]. Internal Medicine, 2007, 46 (6)：261 - 266.

[8] 王萍，唐旭东. 胃癌前病变的逆转与中医药治疗探讨 [J]. 中国中西医结合杂志，2013，33（10）：1305 - 1308.

[9] 刘赓，唐旭东. 唐旭东辨证治疗慢性萎缩性胃炎经验体会 [J]. 辽宁中医杂志，2009，36（5）：734 - 736.

（曾恩锦）

第五节　慢性萎缩性胃炎病案五

一、病情回放

姓名：李某　　**性别**：女　　**年龄**：49 岁

初诊：2016 年 6 月 30 日。

主诉：胃脘不适 1 年余。

现病史：胃镜检查报告显示慢性萎缩性胃炎，肠上皮化生。刻诊：纳谷不馨，食后堵胀，嗳气但不多，嗳气后自觉舒适，咽部有撑顶感。便溏，1 日 1 ~ 3 次，腹部隐痛，便后舒适。舌淡红，苔薄白，脉细弦。

诊断：

中医诊断：胃脘痛（肝郁脾虚气滞证）。

西医诊断：慢性萎缩性胃炎（伴糜烂、伴肠上皮化生）。

治则： 疏肝健脾，理气止痛。

处方：

柴　胡 10 g	白　芍 15 g	生黄芪 20 g	炒白术 20 g
茯　苓 30 g	枳　壳 15 g	木　香 12 g	黄　连 6 g
干　姜 6 g	佩　兰 15 g	炒神曲 20 g	炒麦芽 30 g
炒谷芽 30 g	延胡索 12 g	炙甘草 6 g	紫苏叶 10 g
薄　荷 10 g	砂　仁 (后下) 6 g		

共 7 剂，水煎服，日 1 剂，分 2 次温服。

二诊： 2016 年 7 月 14 日。

刻诊：药后咽部仍有撑顶感，胸骨后不适，嗳气后舒服，嘈杂偶发，无明显反酸、烧心等症状，食欲一般，大便 1～2 日 1 次，量少，眠可。舌淡苔薄白，脉细弦。

处方：

党　参 15 g	苍　术 15 g	丹　参 25 g	白豆蔻 6 g
紫苏叶 10 g	紫苏子 10 g	陈　皮 12 g	枳　壳 15 g
黄　连 6 g	吴茱萸 2 g	浙贝母 20 g	延胡索 12 g
神　曲 20 g	佩　兰 12 g	砂　仁 (后下) 10 g	

三诊： 2016 年 7 月 28 日。

刻诊：药后症状已轻微，咽部不适有异物感，自觉有气向上撑顶，大便 2 ～ 3 日 1 次，略溏。舌淡暗红，苔薄白，脉细滑。

处方：

柴　胡 9 g　　党　参 20 g　　炒苍术 15 g　　茯　苓 30 g

黄　芩 12 g　　法半夏 9 g　　干　姜 6 g　　枳　壳 15 g

佩　兰 15 g　　炒神曲 20 g　　延胡索 12 g　　丹　参 25 g

砂　仁（后下）10 g　　　　　豆　蔻（后下）6 g

滑　石（先煎）10 g

四诊： 2016 年 8 月 1 日。

刻诊：药后症状全部消失，但大便五六日未解，月经淋漓。舌淡暗红，苔薄白，脉细滑。

处方： 上方改干姜 3 g，加瓜蒌皮 6 g。

二、背景知识

见"慢性萎缩性胃炎病案一"。

三、用药分析与体会

胃癌前病变多在萎缩性胃炎的基础上发生，其临床症状与萎缩性胃炎相似，常见上腹部疼痛、胀满、烧心、堵闷、纳差、嗳气、消瘦、疲乏等症状。

中医并无"胃癌前病变"一名，根据其临床表现，常将其纳入"胃痛""痞满"等范畴。唐师认为，该病多由外邪、饮食、情志等因素导致，其病位在脾胃，与肝密切相关。病性为本虚标实，本虚以气虚和（或）阴虚为主，标实以血瘀、热毒、湿阻、气滞等常见。发病初期实多虚少，以实证为主，后期虚实夹杂，以虚证为主，"因邪致虚，因虚致邪"是病机转化的主要特点。

从本例病案来看，病人腹部隐痛、纳谷不馨、食后堵胀、喜嗳气、嗳气后自觉舒适、咽部有撑顶感，此属胃痛的肝郁脾虚气滞证。肝郁则气机不畅，嗳气则舒；脾虚则纳谷不香、便溏；中焦脾胃之气虚弱，气机运行不畅，幹于心下，则食后堵胀；肝木克土则腹部隐痛。故治疗以疏肝健脾、理气止痛为主。方中柴胡、白芍、枳壳、炙甘草疏肝解郁以调理肝脾之气；生黄芪、炒白术、茯苓以补中焦脾胃之气；木香、砂仁化湿和胃，以理中焦之气；因食后堵胀，中焦之气不畅，恐木香、砂仁之力不足，故加入黄连、干姜以辛开苦降；佩兰化湿和胃；加入炒神曲、炒谷芽、炒麦芽以健脾开胃；延胡索理气止痛；方中紫苏叶、薄荷共用，因二者皆为风药，从"风胜湿"之理，以除脾虚之湿；另外薄荷入肝经，具有疏肝解郁之功，诸药合用，则共奏疏肝健脾、理气止痛之力。用药后腹痛消失，但嘈杂且有稍微反酸、烧心，加入丹参、砂仁以理气活血，黄连、吴茱萸、浙贝母以制酸止痛；三诊之时，诸症俱减，但咽喉部仍自觉有气上冲，则重新加入柴胡、黄芩以加强疏肝解郁之功。便溏，则加入滑石以通利小便，从而达到利小便而实大便之效。及至四诊之时，诸症皆愈，唯大便五六日未行，加入瓜蒌皮通利大便，改干姜3g继续巩固疗效。

（王雪娇）

·第八章·

胃 下 垂

一、病情回放

姓名：朱某　　**性别：**女　　**年龄：**34 岁

初诊：2018 年 11 月 23 日。

主诉：纳差伴体重下降 2 年，加重 3 个月。

现病史：病人 2 年前因湿疹服用抗生素后出现纳差，体重下降 15 kg，此后病人反复患胃肠炎，自觉脘腹撑胀，不敢多食，曾于外院住院治疗后症状有所减轻。病人 3 个月前无明显诱因出现上述症状加重，自服消化酶、马来酸曲美布汀等药物，症状改善不明显，有胃下垂病史，现身高 163 cm，体重 41 kg。刻诊：知饥，纳可，但稍进食则腹部饱胀明显，持续约 2~3 小时，食量少，偶嗳气，情绪焦虑，无反酸、烧心，夜间无不适，近 3 个月月经量减少，大便先干后溏，1 日 1~2 次，小便调，夜眠可。舌淡红，苔薄白，脉弦缓。

辅助检查：2018 年 10 月北京大学国际医院上消化道造影

检查报告：胃下垂（胃角切迹位于髂嵴连线下 8 cm），低张力胃。

2018 年 10 月中国中医科学院西苑医院胃镜检查报告：慢性非萎缩性胃炎伴胆汁反流。

诊断：

　　中医诊断：胃缓（脾虚气陷证）。

　　西医诊断：胃下垂、慢性非萎缩性胃炎（伴胆汁反流）。

治则：调补脾气，升阳益胃。

处方：

柴　胡 9 g	生黄芪 30 g	生白术 20 g	炒白术 20 g
茯　苓 30 g	陈　皮 9 g	清半夏 9 g	白　芍 12 g
当　归 9 g	川　芎 9 g	山　药 30 g	枳　壳 15 g
木　香 12 g	黄　连 3 g	干　姜 3 g	神　曲 20 g
炒山楂 12 g	炙甘草 6 g		

共 14 剂，浓煎 100 ml，三餐后 1 小时服用。

二诊：2018 年 12 月 13 日。

刻诊：腹部饱胀感稍减轻，但仍有食后撑顶感，偶有反酸，大便欠成形，1 日 1～2 次，眠可。舌淡红，苔薄白，脉弦缓。

处方：上方去炒山楂，加炒谷芽 30 g，炒麦芽 30 g，共 14

剂，煎服法同前。

二、 背景知识

（一） 胃下垂的概念及流行病学

胃下垂是指站立时胃的下缘达盆腔，胃小弯角切迹低于髂嵴连线以下，临床多见进食后上腹饱胀不适、食欲不振、恶心、嗳气等症状。该病多发生在瘦长体形、久病体弱或长期卧床少动者。目前国内外尚缺乏对胃下垂的流行病学调查资料，我国有研究显示，胃下垂的总体发生率为9.8%，女性明显高于男性，且发生率随着年龄增长而增高。

（二） 诊断依据

1. 症状和体征

病人出现不同程度的上腹部饱胀感，餐后、站立过久和劳累后加重，伴嗳气、厌食、便秘等，部分病人可有站立性昏厥、低血压、心悸、乏力、眩晕等"神经性循环无力症"表现。体格检查可见肋下角小于90°、站立时触及较明显的腹主动脉搏动，冲击触诊或快速变换体位可听到脐下振水声等体征。

2. 理化检查

X线钡餐造影是诊断胃下垂的特异性检查手段，根据

2011 年中华中医药学会发布的《胃下垂诊疗指南》，其诊断标准为：胃小弯角切迹、胃幽门管低于髂嵴连线水平；胃呈长钩形或无张力型，上窄下宽，胃体与胃窦靠近，胃角变锐。胃的位置及张力均低，整个胃几乎位于腹腔左侧。

根据站立位胃角切迹与两侧髂嵴连线的位置，将胃下垂分为三度：

轻度：角切迹的位置低于髂嵴连线下 1.0 ~ 5.0 cm。

中度：角切迹的位置位于髂嵴连线下 5.1 ~ 10.0 cm。

重度：角切迹的位置低于髂嵴连线下 10.1 cm 以上。

（三）诊疗要点

目前尚缺乏有效的治疗方法，以饮食、锻炼、药物治疗等综合治疗为主。

（1）功能锻炼。加强锻炼，增强腹肌张力，纠正不良的习惯性体位。

（2）饮食和生活习惯调整。饮食应营养均衡，食物尽量细软，减少进食刺激性食物，细嚼慢咽，注意防止便秘。

（3）对症治疗。可选用促动力药及助消化药物，便秘者可配合通便药。

（4）手术治疗。可采用 Billroth Ⅱ式胃部分切除术，手术可缩小胃体积、减少胃内容物潴留、消除钩形胃、限制胃的游离度，使恢复正常胃的体积和位置，解除坠胀感；术后胃内容物减少，胃排空时间缩短，避免了胃壁施加牵引的张力，有利于胃肠道功能的恢复。

三、 用药分析及体会

（一） 用药分析

胃下垂在中医中的病性多为本虚标实，唐师在治疗该病时强调恢复脾胃的气机升降功能，临证时善用补中益气汤为基础方进行加减。补中益气汤出自《脾胃论》，由人参、白术、生黄芪、当归、陈皮、柴胡、升麻、甘草组成，具有益气补中、升阳举陷的功效，方中生黄芪补中益气，升阳固表为君；人参、白术、甘草甘温益气，补益脾胃为臣；陈皮调理气机，当归补血和营为佐；升麻、柴胡协同人参、生黄芪升举清阳为使。综合全方，一则补气健脾，使后天生化有源，脾胃气虚诸症自可痊愈；一则升提中气，恢复中焦升降之功能，使下脱、下垂之症自复其位。

病人为中青年女性，平素情绪焦虑，肝郁不舒，克犯脾土，脾胃气机升降失调，胃不受纳，则食少、早饱；气机不畅，大肠传导失司，则大便先干后溏；脾虚则气血化生乏源，血海空虚，则月经量少。治疗胃下垂的药物中，唐师常选用神曲、炒谷芽、炒麦芽、山楂等助其消化功能，若病人有反酸、烧心等症状则不宜用山楂。唐师使用黄连、干姜与清半夏配伍有辛开苦降之泻心汤之义，木香、枳壳与川芎相配有健脾和胃、行气开郁之功。同时考虑病人月经量少，用白芍、当归、川芎以养血活血。二诊时，病人饱胀感已有所减轻，守法继进，考虑病人反酸，故将炒山楂易为炒谷芽、炒麦芽。

唐师临诊时格外重视体重对胃下垂病人的影响，认为随着体重的上升、腹压的增加，病人诸症才能缓解。诊疗过程中，唐师常细致耐心地嘱咐病人饮食和服药宜忌、药物煎煮及日常调护等，如药物煎服方面，以浓煎为宜，每次100ml，餐后1小时服药以免加重胃肠负担；饮食方面，尽量选择优质易消化的食物，以及清蒸鱼、蛋羹、肉末等富含优质动植物蛋白的食物，蔬菜宜切碎后熬汤等，尤其强调避免两餐之间进食以防造成胃肠节律的紊乱；体育锻炼方面，要求最好选择餐前空腹时进行。

（二）思考与体会

胃下垂病人胃张力低，顺应性差，胃肠动力下降，因此造成食少早饱、食欲下降、形体消瘦，无法满足人体日常生理活动的需要，主要以对症治疗和手术为主。手术属于有创治疗，且副作用大，而中药对胃下垂的治疗有较好的疗效。中医强调"因时、因地、因人"治宜，临证时唐师常强调"通补并用，以通为补"，善用补中益气汤、香砂六君子汤、枳实消痞丸为基础方进行加减化裁，并根据病人兼夹证酌加消食、祛湿、清热、养阴、活血等药物，同时注意该病特殊的药物煎服方法及日常调护的宣教，如药物宜浓煎、规律进餐、选用富于营养且易消化的饮食、加强力量锻炼等，以恢复胃肠动力和消化节律为目标。

（谢璟仪）

·第九章·

残 胃 炎

一、 病情回放

姓名：米某　　**性别：**女　　**年龄：**60岁

初诊：2016年7月21日。

主诉：胃脘胀满2月余。

现病史：病人2个月前无明显诱因出现胃脘胀满，食后加重，伴嗳气，反酸、烧心，后背不适，服用PPI等药疗效不佳，故于中国中医科学院西苑医院进行胃镜检查，报告显示"残胃炎，残胃溃疡，胃体轻度异型增生"。刻诊：进食后胃脘胀满，口苦，嗳气，餐前餐后均有反酸、烧心，伴后背不适，情志不畅，眠差，纳少，大便1日1次，量少，素易腹胀，便秘。舌红，苔薄白，脉细弦。

辅助检查：2016年6月中国中医科学院西苑医院胃镜检查报告：残胃炎，残胃溃疡，胃体轻度异型增生。

诊断：

中医诊断：胃痞病（肝郁脾虚证）。

西医诊断：残胃炎。

治则： 疏肝理气，健脾和胃。

处方1：

柴　胡 10 g	生黄芪 20 g	白　芍 15 g	当　归 12 g
枳　实 15 g	厚　朴 12 g	紫苏梗 12 g	陈　皮 12 g
龙胆草 6 g	黄　连 6 g	炮　姜 3 g	海螵蛸 30 g
荔枝核 30 g	延胡索 12 g	炙甘草 6 g	
珍珠母（先煎）30 g			

共 14 剂，内服，日 1 剂，分 2 次温服。

处方 2： 奥美拉唑肠溶片（20 mg×7 片×2 盒）。

用法用量： 口服；20 mg/次，1 次/晚（9pm）。

复诊： 服药 2 周后复诊，胃脘胀满、嗳气症状明显减轻，现已无反酸、烧心，便略溏，睡眠较前稍有好转。舌苔薄而润，脉细弦。

治则： 疏肝理气，健脾和胃。

处方：

生黄芪 20 g	柴　胡 10 g	白　芍 15 g	当　归 12 g
炒白术 20 g	茯　苓 30 g	牡丹皮 15 g	炒栀子 15 g
枳　壳 12 g	厚　朴 12 g	炮　姜 6 g	海螵蛸 30 g

浮小麦 30 g　　延胡索 12 g　　荔枝核 30 g　　炙甘草 6 g

酸枣仁 30 g　　砂 仁 (后下) 10 g

共 14 剂，内服，日 1 剂，分 2 次温服。

二、 背景知识

（一） 残胃炎的概念及流行病学

残胃炎是因胃、十二指肠溃疡等良性病变或胃癌等恶性肿瘤行胃大部切除术后发生于残胃的黏膜炎症，是较为常见的残胃病变[1]。临床表现为上腹部疼痛、胀满、泛酸、嗳气、烧心、纳差、恶心呕吐等症状。残胃炎是由于残胃失去幽门括约肌功能，致使胆液和十二指肠液逆流，长期持续损害胃黏膜的屏障功能导致的[2]。该病是目前公认的胃癌癌前状态，因手术导致壁细胞数量减少及肠液反流使胃中 pH 值升高，增强了致癌物质的活性，易诱发残胃黏膜过度增生而发生癌变[3]。由于近年来诊断技术的提高和对残胃这种特殊癌前状态认识的加深，残胃炎也越来越得到人们的重视，根据国内文献报道，胃部分切除术后有 60%～100% 病人发生残胃炎[4]。

（二） 诊断依据

目前国际上尚无针对残胃炎的明确诊断标准，一般可根据胃部分切除史、临床症状及胃镜检查进行诊断。

1. 临床表现

多数病人无症状，部分有中上腹部持续性烧灼痛、隐痛，通常在进餐后加重，少数病人有胸骨后痛、腹胀、消瘦、营养不良及腹泻，有时可呕吐胆汁。呕吐多在晚间或半夜发生，呕吐后症状并不完全消失。

2. 辅助检查

胃镜检查是残胃炎最重要的检查手段。胃镜下可见胆汁反流，胃黏膜吻合口黏膜充血、水肿或糜烂。

（三） 诊疗要点

目前国际上尚无关于残胃炎的临床指南及专家共识意见发布，现代医学根据该病的发病机制，一般认为杀灭 Hp、控制胆汁反流、保护胃黏膜及促进胃黏膜上皮修复是治疗残胃炎的关键[5]。

1. 一般治疗

调整饮食，宜进较软、易消化食物，避免食入过硬、过酸、过热食物及浓茶、咖啡等，戒烟酒，避免服用某些药物，如水杨酸盐、保泰松、吲哚美辛等。

2. 药物治疗

（1）杀灭 Hp。临床抗 Hp 治疗的药物大致包括 PPI、抗生素、铋剂等。PPI 对 Hp 有一定的清除作用，能减少胃酸分泌、减少胃内 pH 值、增强抗生素的作用。铋剂在胃壁表面形成均匀致密的保护膜，隔离胃酸，在短期内能有效消除疼痛症状又能有效杀灭 Hp[6]。

（2）控制胆汁反流。铝碳酸镁具有独特的层状网络结构，能中和胃酸，保护胃黏膜，不影响胆酸的肝肠循环，铝碳酸镁联合莫沙必利是治疗胆汁反流性胃炎、残胃炎的理想药物[7]。此外，可应用吗丁啉等促胃肠动力药，以加强残胃的收缩，促进胃排空，减少胆汁反流。

（3）保护胃黏膜及促进胃黏膜上皮修复。果胶铋是用生物大分子果胶酸代替现有铋剂中小分子酸根，从而改变胶体铋剂的液体特性，使之接触胃酸后形成一层保护膜，起到黏膜保护作用。同时可刺激产生前列腺素和上皮生长因子，加快残胃黏膜的修复过程。

3. 手术治疗

如一般治疗无效，症状较严重者，可行外科手术治疗，如原来作胃切除毕Ⅰ氏或毕Ⅱ氏吻合术，只要改用 Roux－en－Y 转流术即可；如原来行迷走神经切断加幽门成形术，则须作胃窦切除加做 Roux－en－Y 转流术。

三、 用药分析及体会

（一） 用药分析

病人既往行胃大部切除术，而胃为仓廪之官，主受纳腐熟水谷，胃大部分切除后，残胃容量明显变小，受纳腐熟水谷的功能明显降低，则纳少；加之病人平素情志不畅，肝胆之气郁结于内，郁而化火，肝火犯胃，则反酸、烧心、口苦；肝郁克脾，脾胃气机不利，滞于中焦，则胃脘胀满、腹胀；胃气上逆则嗳气。综合症状及舌脉，辨证为肝郁脾虚证，治宜疏肝理气、健脾和胃，方以四逆散合当归补血汤加减。

方中以柴胡入肝胆经，升发阳气、疏肝解郁，为君药；白芍敛阴养血柔肝为臣，与柴胡合用，以补养肝血、条达肝气，可使柴胡升散而无耗伤阴血之弊；佐以枳实理气解郁、泻热破结，与白芍相配，又能理气和血，使气血调和；使以炙甘草，调和诸药、益脾和中。以上四药为四逆散的组成，起到疏肝理脾的功效。生黄芪大补脾气，以资化源，使气旺血生。配以少量当归养血和营，则浮阳秘敛，阳生阴长，二药为当归补血汤的组成，起补气养血之效。病人胃腹胀满，故用厚朴、紫苏梗、陈皮三药理气健脾；荔枝核、延胡索疏肝理气，龙胆草清肝泻火，三药与海螵蛸相合以制肝火反胃之反酸、烧心，黄连、炮姜取半夏泻心汤之寒热并用之意，利气机之升降以疗胃中之痞满。诸药合用，共奏疏肝理气、健脾和胃之功。

综观此方，可见唐师用药之精妙，方中黄连、炮姜寒热互用以和其阴阳，辛苦并进以调其升降；枳实、厚朴等行气药中配伍生黄芪补气健脾，消补兼施以标本兼顾；生黄芪、当归究其残胃所致气血生化乏源，气血同调以复其本；柴胡和胃疏肝以复其气机。

（二）思考与体会

1. 抓住本质才能辨证准确

残胃炎病人由于残胃容量较小，纳食均不同程度减少，而且胃的腐熟功能减弱，气血生化之源亦减少，故脾胃虚弱是该病的基本病机。部分病人行幽门切除术，导致胆胃通降失常，胆汁逆行入胃，可见口苦，甚则泛吐苦黄液，胃镜下可见胃中有黄绿色胆汁潴留或反流入胃甚至食管中的征象。加之术后病人情绪多见忧虑，肝气不疏，木郁克土，导致脾胃升降失常，胃气不降，可见胃中痞满、呕恶、嗳气、吞酸等症状。术中胃络受损，血停为瘀，血瘀脉中影响气之运行，导致气滞血瘀。因此，瘀血内停、胆胃不和、肝失疏泄、胃失和降也是该病的主要病机。总之，残胃炎的病机以虚为本，以实为标，治疗时重在补虚泻实以利肝胃之气机。唐师在用药时兼顾补、和、消三法，健脾而不滞气，理气而不耗气，和肝胃而复其气机，三法并用而诸症皆愈。

2. 学贯中西，方可临证不乱

现代临床中有许多传统中医典籍未曾记载的疾病，例如残胃炎，这是一种随着现代外科手术的诞生而出现的胃部疾病。对于残胃炎的治疗，首先应熟悉其现代医学的发病机制及病理变化，理解其症状出现的根本原因，方可应用中医的辨证论治以达到治病求本的目的。另外，该病虽为现代才出现的疾病，但究其本质，乃胃受纳失权、脾胃虚弱之证，故所应用之法，也是传统中医治脾胃病之常法。唐师在门诊时针对一些中医典籍未曾记载之现代疾病，常用西医之机助透彻中医之理，而在用药时又以中医之法补西药之不足，故常收效甚佳。

参考文献

[1] 萧树东，许国铭. 中华胃肠病学 [M]. 北京：人民卫生出版社，2008：38.

[2] 陈灏珠，林果为. 实用内科学 [M]. 13版. 北京：人民卫生出版社，2009：1998-2004.

[3] 房殿春，夏雨亭，吴云林. 胃黏膜癌前病变和癌前疾病 [M]. 成都：四川科学技术出版社，2006：267-269.

[4] 周跃霞. 50例（53例次）胃切除后纤维胃镜观察——谈术后胃的慢性炎症 [J]. 成都医药，1985，(4)：43-46.

[5] 吴裕文，李川，李百云. 残胃炎的联合药物治疗 [J]. 宜春医专学报，2001，13 (2)：150.

[6] 赵伟，刘斯哲. 果胶铋联合麦滋林-S颗粒治疗消化性溃疡疗效观察 [J]. 吉林大学学报（医学版），2007，33 (1)：122.

[7] 魏若男. 铝碳酸镁联合莫沙比利治疗胃癌术后胆汁反流性残胃炎的疗效分析 [J]. 实用癌症杂志, 2017, 32 (12): 2028 – 2030.

(李 博)

·第十章·

便　　秘

第一节　慢性便秘病案

一、病情回放

姓名：李某　　**性别**：男　　**年龄**：53 岁

初诊：2017 年 9 月 19 日。

主诉：间断便秘 5 年，加重半月余。

现病史：病人为单位领导，工作繁忙，体形肥胖。平素大便不调，易便秘，时有午后疲乏，头昏头涨。9 月初因工作任务较多，便秘症状加重，遂来门诊就诊。刻诊：大便秘结，干燥如球，量少难解，每日行厕 2 ~ 3 次方可解出少许，无肠鸣腹胀，无痔疮、肛裂病史，口干，纳谷不馨，食后不胀，午后疲乏伴面部略热，寐差，平素情绪急躁。舌体不胖，无明显齿痕，舌略红，苔薄白，无明显苔燥，脉细弦。

诊断：

中医诊断：便秘（阴虚肠燥证）。

西医诊断：慢性便秘。

治则：滋阴养血，清热疏肝，润肠通便。

处方：

柴　胡 9 g　　潞党参 15 g　　麦　冬 15 g　　赤　芍 15 g

白　芍 15 g　　全当归 9 g　　熟　地 15 g　　山萸肉 9 g

知　母 12 g　　瓜蒌皮 12 g　　炒枳实 15 g　　生甘草 6 g

牡丹皮 15 g　　炒山栀 12 g　　柏子仁 30 g

砂　仁（后下）9 g

共 7 剂，水煎服，日 1 剂，中餐后 1 小时、晚上睡前服用。

二诊： 2017 年 12 月 15 日。

刻诊：病人服上方后每每有效而大便通畅，夜眠转佳，精力好转，停药后大便也可 1 日 1～2 次，质软，头略干。12 月后工作较忙，便秘突然加重，干燥如球，量少难解出，1～2 日 1 次，再服上方无效，自行加服乳果糖口服溶液起效亦甚微，舌脉同前。

处方：

生石膏 30 g　　太子参 15 g　　知　母 15 g　　生　地 30 g

瓜蒌皮 15 g　　玄　参 15 g　　炒枳实 15 g　　厚　朴 15 g

冬瓜子 30 g　　桃　仁 10 g　　苦杏仁 10 g　　虎　杖 15 g

炒神曲 20 g　　佩　兰 15 g　　生甘草 6 g

共 7 剂，水煎服，日 1 剂，中餐后 1 小时、晚上睡前服用。

病人服药 2～3 日后症状基本缓解，5 日后症状完全缓解，每日可解出大便，质可，通畅，睡眠质量亦明显改善，乏力症状消失。后嘱其每日睡前服 1 次，1 周后停药，大便亦调。

二、 背景知识

（一） 慢性便秘概述及流行病学

慢性便秘（chronic constipation）是一种表现为排便次数减少、粪便干硬和（或）排便困难的疾病。排便困难包括排便费力、排出困难、排便不尽感、排便费时以及需手法辅助排便。慢性便秘的病程至少为 6 个月。便秘的患病率有逐年上升的趋势，且在全球分布不均，可达 2% ~27%[1-2]，而我国成人便秘的患病率更高，且随年龄增长而升高，部分地区 60 岁以上人群的患病率可高达 22%[3-5]。

（二） 诊断依据

在罗马Ⅳ标准中，与慢性便秘相关的功能性疾病包括功能性便秘、阿片引起的便秘（opioid – induced constipation，OIC）、便秘型肠易激综合征（irritable bowel syndrome with predominant constipation，IBS – C）和功能性排便障碍（functional defecation disorders）[6]。慢性便秘的诊断主要基于症状，可借鉴罗马Ⅳ标准中功能性便秘的诊断标准：

（1） 必须包括下列 2 项或 2 项以上：①至少 25% 的排便感到费力；②至少 25% 的排便为干球粪或硬粪；③至少 25% 的排便有不尽感；④至少 25% 的排便有肛门梗阻和堵塞感；

⑤至少25%的排便需手法辅助；⑥每周排便少于3次。

（2）不用泻药时很少出现稀便。

（3）不符合肠易激综合征的诊断标准。诊断前症状出现至少6个月，且近3个月症状符合以上诊断标准。

（三）诊疗要点

1. 便秘的诊治流程

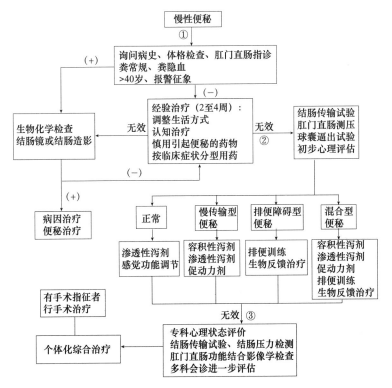

注：①②③分别代表一、二、三级。

图9-1 便秘的三级诊治流程

[资料来源：中华医学会消化病学分会胃肠动力学组，中华医学会外科学分会结直肠肛门外科学组. 中国慢性便秘诊治指南［J］. 胃肠病学，2013，18（10）：605－612]

2. 治疗目的主要是通过以下措施缓解症状[7]

（1）调整生活方式。合理膳食、多饮水、多运动、建立良好的排便习惯。

（2）药物治疗[8]。分为容积性泻药如欧车前、聚卡波非钙、甲基纤维素；渗透性泻药如聚乙二醇、乳果糖；刺激性泻药如比沙可啶、番泻叶；促动力药如莫沙必利、伊托必利、普芦卡必利；促分泌药如鲁比前列酮、利那洛肽；润滑性药物如甘油、液状石蜡等。

（3）精神心理治疗。给予病人心理指导和认知治疗，合并心理障碍的可给予抗焦虑抑郁药物治疗。

（4）其他。中医汤药及针灸、按摩等疗法；益生菌；手术治疗。

三、用药分析及体会

（一）用药分析

1. 增水行舟，勿忘行气通便

本例病人以"间断便秘5年，加重半月余"为主诉，该病属于中医"便秘"范畴。病人中年男性，平素工作忙碌，情绪急躁，易有肝郁证候；体形肥胖，长久坐于办公室工作，运动量少，易形成脾虚，故有午后乏力表现；痰湿上扰头面，故见头昏头涨；木郁乘土，肝郁影响脾胃，亦可致脾气虚损，胃失通降，气郁久化热，而成肝胃郁热证候，热浊阴伤，故见口干、舌略红、脉细弦；胃热下移肠腑，致肠道津亏热结，而出现大便秘结难解；舌体不胖，齿痕不明显，舌苔薄白，故痰湿证候不明显。综合症状及舌脉，辨证为阴虚肠燥证候。

一诊时，根据病人症状予滋水清肝饮加减。滋水清肝饮是在六味地黄丸的基础上加味化裁而来。滋水清肝饮方中"三补三泻"滋补肝肾之阴；取丹栀逍遥散之意配以白芍、柴胡、当归、栀子、酸枣仁，共奏养阴清热、疏肝凉血之效，因加酸枣仁，故兼有安神之功效。该病人处方中以柴胡为引经药，引药效直达肝经；麦冬、白芍、全当归、熟地、山萸肉以滋阴养血；赤芍、知母、牡丹皮、炒山栀清热凉血；炒枳实、砂仁、瓜蒌皮行气，柏子仁润肠，配合以行气润肠通便；潞党参健脾，且防肝郁乘脾之弊。全方共奏疏肝清热凉血、理气润肠通便之效。

二诊时，病人因工作原因导致便秘加重，服前方不效，后自行加服乳果糖口服溶液仍起效甚微，考虑目前重点解决病人燥热便秘难题，变更通降、清润之前方，以清热滋阴，理气润肠为法，以玉女煎合增液汤加减处方。生石膏、知母、生地、玄参清脏腑实热，兼以养阴；太子参益气养阴，代替前方麦冬、潞党参，一药两用；瓜蒌皮、炒枳实、厚朴行气以通腑；桃仁、苦杏仁润肠通便；佐以虎杖性凉，增强清热功效；炒神曲、佩兰消食和胃、芳香醒脾，促进食物排泄；冬瓜子利湿通腑，此方取其祛除肠腑壅滞之效。

2. 虚实异治，明辨脾虚湿滞与否

临证时辨主症为重中之重。该病人以大便不通、寐差、乏力为主要症状，详细询问病史可发现病人长期大便干，故属便秘无疑。便秘首辨病性，当分虚实论治，实者辨热秘、冷秘、气秘，虚者辨气、血、阴、阳。该病人大便干结、口干、舌红，当辨热结阴伤之便秘，处方以清热养阴为主。

其次判定有无脾虚湿滞证候，为脾胃疾病诊治之要。此时当询问病人有无脘腹胀满或撑胀，表现在餐前还是餐后，舌苔是否为腻苔，此为主要辨别依据。病人虽有乏力症状，但未诉餐后脘腹胀满不适，且舌体无胖大及齿痕，可见脾虚证候不重，故不用滋水清肝饮中山药等补脾之品；舌苔不腻，可见湿滞证候不明显，故无需利湿。

最后，根据病人具体表现个体化用药。原方滋水清肝饮用茯苓健脾渗湿，茯苓利水作用较好，针对脾虚湿滞表现为大便溏泄的病人疗效佳，可谓"利小便所以实大便"，但若以便秘为主要表现，则可弃之不用；柏子仁易酸枣仁，增强润肠功

效；纳谷不馨或不敢多食，可加神曲消食开胃，佩兰芳香醒胃。

（二）思考与体会

1. 细节辨析，诊治之要

唐师经常强调，脾胃疾病诊治的四诊合参尤其重要，望舌苔、闻口气、问病史、切脉搏。问诊需注意以下几点。①大便的频率与性状：大便干硬伴有口干，为阴伤；大便初头硬后便溏，则脾虚；大便质软排出不畅，为气虚；大便黏滞不易解，为湿滞。②主症及其表现特点：消化系统疾病常有症状重叠，便秘总病机由肠腑传导不利所致，影响到胃则常合并胃脘胀满，或由胃气郁滞导致胃痛，此时需细究其出现的时间与进餐的关系。胃痛病人，若疼痛出现在餐前，不宜用疏肝利胆之药，若餐后明显，则考虑抑酸；若胃胀在餐前加重，伴或不伴有打嗝，则考虑胃动力紊乱，以行气宽中之品调节胃肠蠕动节律；若主要表现在餐后，则以健脾益气立法。

2. 行气润肠，相得益彰

唐师在临床治疗便秘，辨证审因论治当然必不可少，但无论虚实、寒热，在进行润肠通便治疗的同时，均佐以大剂量行气药，以期恢复胃肠蠕动节律，促进大便排出，常用药物有木香、厚朴、枳实、瓜蒌皮等。唐师临证体会到瓜蒌皮润肠效果较好，伴梅核气、反酸者更为适宜。

唐师认为中药对胃肠的作用主要集中在 2 个方面，即运动功能与分泌功能。具有润肠通便作用的中药主要以促进肠道液体的分泌、软化大便为主，行气药则主要以促进蠕动、使大便排出为主。

3. 唐师便秘治疗问答

（1）黄芪用于便秘，正面作用及负面作用各表现在哪些方面？可能带来的负面作用应该考虑什么？

答：黄芪以升为主，气虚不明显及阴虚燥热病人一般不用，无气虚时用黄芪等行气力强的中药，易致气行太过，有破气之弊，可能致气虚，若必须用时宜与对药配伍使用，以保证达到疗效。

（2）肉苁蓉治便秘适宜什么人群？如何避免其可能的负面作用？

答：老年人便秘以肾阳虚或肾气虚为多见，故肉苁蓉最适用于老年便秘，但需辨证准确，否则易致相反效果。

（3）黄连、黄芩治便秘的作用特点？

答：黄芩、黄连苦寒直折，味辛燥湿，湿热便秘者可以使用，但阴虚者一般不宜使用，即便用之也应量少，更不可黄连、黄芩同用；心肝火旺往往合并阴虚，牡丹皮、栀子等药更为适宜。

（4）慢性便秘是否可用大黄、芒硝？

答：排便运动是肛周肌群、腹部肌群合理运动的结果，大黄、芒硝等属刺激性泻药，易打乱结肠自身推进性蠕动规律，引起蠕动紊乱，长期使用易致便秘，且容易造成药物依赖。紧急情况如几日不见大便，恐有肠道梗阻之险，此时可酌情使用以迅速救急，但中病即止。

（5）增液汤对证应用时需注意什么？

答：本方为治疗津亏肠燥所致大便秘结的常用方。临床应用以便秘、口干、舌红或苔少乏津、脉细数为辨证要点。

（6）冬瓜子是否可以用于便秘？为什么？

答：冬瓜子性凉，可利水消痈。《本草述钩元》言："主腹内结聚，破溃脓血，凡肠胃内壅，最为要药。"故肠腑一切壅滞皆可用之。

（7）慢性便秘病人服药时间？在后期，医生如何退出治疗过程？

答：一般中药宜饭后 1～1.5 小时服用，因晨起胃肠本身蠕动较快，药后刺激便意更强，恐影响工作，故一般午餐后、睡前各 1 次。睡前服用利于晨起排便，助病人养成良好的排便习惯。便秘治疗前期应从大剂量开始，治疗过程中递减至维持量，后逐渐停药。此过程中应同时进行生活调摄，注意饮食，调节情绪，适量运动，便秘方可彻底治愈。

（8）牛膝的作用特点是什么？

答：牛膝补益肝肾，引血下行，常用于老年人肝肾不足之便秘，与肉苁蓉等补益肾精之品同用可治疗阴虚便秘，与升麻等升阳药配合温补肾阳之品同用，在临床治疗阳虚便秘时亦有较好疗效。

（9）升麻的使用要点是什么？

答：升麻辛、微甘，微寒，归肺、脾、胃、大肠经，因其可升阳举陷，故一般不用于便秘。若便秘病人并见气陷表现，可少量使用，量大反而耗气。济川煎中升麻用量大至 20 ~ 30 g，配引血下行之牛膝，升降相因，恢复气机调畅。对于肛门下坠、欲便不能之便秘最为适宜。

（10）生白术适用于什么证型的便秘？忌用于什么证型的便秘？

答：白术治疗便秘最早记载于《伤寒论》中，该书云："若其人大便硬，小便自利者，去桂加白术汤主之。"徐灵胎《伤寒论类方》云："白术生肠胃之津液。"白术补气健脾，适宜气虚排便无力、便质不硬或头干者。现代药理学研究显示，生白术含有丰富的苍术酮，可激动乙酰胆碱能受体，使胃肠平滑肌收缩，促进其蠕动。白术与枳实配伍可增强通便效果，炒用则燥湿功效增强，不宜用于便秘。

参考文献

［1］MARKIAND A D, PALSSON O, GOODE P S, et al. Association of low dietary intake of fiber and liquids with constipation：evidence from the National Health and Nutrition Examination Survey ［J］. Am. J. Gastro-enterol, 2013, 140 (5)：796 - 803.

［2］PARE P, FERRAZZI S, THOMPSON W G, et al. An epidemiological survey of constipation in Canada：definitions, rates, demographics, and predictors of health care seeking ［J］. Am. J. Gastroenterol, 2001, 96 (11)：3130 - 3137.

［3］郭晓峰, 柯美云, 潘国宗, 等. 北京地区成人慢性便秘整群、分层、随机流行病学调查及其相关因素分析 ［J］. 中华消化杂志, 2002, 22 (10)：637 - 638.

［4］熊理守, 陈旻湖, 陈惠新, 等. 广东省社区人群慢性便秘的流行病学研究 ［J］. 中华消化杂志, 2004, 24 (8)：488 - 491.

［5］刘智勇, 杨关根, 沈忠, 等. 杭州市城区便秘流行病学调查 ［J］. 中华消化杂志, 2004, 24 (7)：435 - 436.

［6］DROSSMAN D A. 罗马Ⅳ：功能性胃肠病：肠 - 脑互动异常 ［M］. 方秀才, 侯晓华, 译. 北京：科学出版社, 2016：642 - 653.

［7］中华医学会消化病学分会胃肠动力学组, 中华医学会外科学分会结

直肠肛门外科学组. 中国慢性便秘诊治指南 [J]. 胃肠病学, 2013, 18 (10): 605 –612.

[8] 中华医学会老年医学分会. 老年人慢性便秘的评估与处理专家共识 [J]. 中华老年病研究电子杂志, 2017, 4 (2): 7 –15.

（段园志）

第二节　功能性便秘病案一

一、病情回放

姓名: 石某　　**性别:** 女　　**年龄:** 23 岁

初诊: 2016 年 2 月 23 日。

主诉: 大便秘结 1 月余, 加重 1 周。

现病史: 大便秘结, 3 ~4 日 1 次, 粪质干硬, 排出困难, 基本无便意, 需每日服用乳果糖口服溶液 1 袋后再排便。心悸心慌, 烘热汗出, 或夜眠出汗, 上热下寒而畏冷。眠差早醒。月经不规律, 周期和经期均延长。知饥, 纳可, 食后不胀, 头涨头痛。舌暗红, 苔薄白、略薄腻, 脉沉细。

既往史: 甲状腺功能亢进症,^{131}I 治疗后转变成甲状腺功能减退症。

诊断：

中医诊断：便秘（气阴不足、寒热错杂证）。

西医诊断：功能性便秘。

治则： 益气养阴，寒热平调，润肠通便。

处方：

柴 胡10 g	党 参20 g	麦 冬15 g	五味子6 g
仙 茅10 g	淫羊藿10 g	巴戟天12 g	当 归12 g
白 芍15 g	牡丹皮15 g	炒栀子15 g	佩 兰15 g
枳 实15 g	厚 朴15 g	夏枯草15 g	川 芎12 g
浮小麦30 g	柏子仁30 g	瓜蒌皮20 g	炙甘草6 g
紫苏子10 g	紫苏叶10 g	法半夏9 g	
珍珠母（先煎）30 g		火麻仁（打碎）15 g	

共 7 剂，水煎服，日 1 剂，分 2 次温服，餐后半小时服用。

嘱每天饮水 2 L，多吃富含纤维素的蔬菜，按时排便。

二诊： 2016 年 3 月 1 日。

刻诊：大便不干结，稀烂不成形，甚则溏泄，便前无腹痛。食后易胀，生气或多食则加剧，不嗳气反酸，无胃脘疼痛；眠差，乏力，易怒。舌胖边有齿痕，舌淡红苔薄，脉细滑。

治则： 健脾疏肝，益气养阴。

处方：

柴　胡 10 g	生黄芪 20 g	麦　冬 15 g	五味子 6 g
北沙参 15 g	白　芍 15 g	枳　壳 12 g	炒白术 20 g
茯　苓 20 g	紫苏叶 12 g	荷　叶 12 g	黄　连 6 g
姜　炭 6 g	炒神曲 20 g	酸枣仁 30 g	炙甘草 6 g
赤小豆 30 g			

二、　背景知识

（一）　功能性便秘的流行病学

功能性便秘（functional constipation，FC）的患病率呈上升趋势。国外的患病率为 20%[1-2]，国内的患病率为 6%，女性患病率为 8%，明显高于男性的 4%[3]。60 岁以上老年病人慢性便秘的患病率为 22%，其中 FC 占相当大的比例[4]。儿童及青少年 FC 总体患病率为 6.98%[5]。饮食结构改变、生活节奏加快和社会心理因素是 FC 最常见的病因。

（二）　诊断依据 （罗马Ⅳ标准）[6]

1. 排除肠道及全身器质性因素、药物及其他原因导致的便秘并符合以下标准

（1）必须符合下列 2 个或 2 个以上的症状：①至少 25% 的时间排便感到费力；②至少 25% 的时间排便为块状便或硬便；③至少 25% 的时间排便有不尽感；④至少 25% 的时间排

便有肛门直肠梗阻或阻塞感；⑤至少 25% 的时间排便需要手法辅助（如用手指协助排便、盆底支持）；⑥每周自发性排便少于 3 次。

（2）不使用泻药时很少出现稀便。

（3）不符合 IBS－C 的诊断标准。

诊断之前症状出现至少 6 个月，且近 3 个月症状符合以上诊断标准。

2. FC 的诊断需要进行以下 5 个循序渐进的步骤

（1）临床病史。

（2）体格检查。

（3）实验室检查。

（4）结肠镜检查或其他检查。

（5）特殊的检查用以评估便秘的病理生理机制（有必要且有条件时进行）。

3. 依据罗马Ⅳ标准，FC 根据病理生理机制分为 3 类

（1）正常传输型便秘（Normal transit constipation，NTC）。

（2）慢传输型便秘（Slow transit constipation，STC）。

（3）排便障碍型便秘（Defecatory Disorder）。

（三）诊疗要点

1. 一般治疗

FC 病人应保证摄入充足水分以及足够的膳食纤维，成人每天摄入 1.5 ~ 2.0 L 的液体[7]，成人膳食纤维的推荐量是每天 20 ~ 30 g[8]。有规律的有氧运动可以帮助缓解便秘，有利于肠道气体排出，改善腹胀，可适当进行如揉腹、提肛、步行、慢跑、太极、八段锦等运动[9]；养成良好的排便习惯很重要，通常来说晨起或餐后 2 小时去排便较为合适[10]。

2. 药物治疗

（1）渗透性泻药。通过其产生的肠腔内渗透压梯度以促进水和电解质分泌，从而降低粪便的硬度，增加粪便体积，继而促进肠道蠕动。此类药包括聚乙二醇、不被吸收的糖类（如乳果糖、拉克替醇、甘露醇）和盐类泻药（如硫酸镁、柠檬酸镁、磷酸钠和磷酸氢二钠)[11]。

（2）容积性泻药（膨松药）。通过滞留粪便中的水分，增加粪便含水量和粪便体积，促进肠道蠕动。此类药包括欧车前、聚卡波非钙、非比麸等[12-13]。

（3）促动力药。促进胃肠蠕动也是促进排便的常用方法。促动力药通过作用于肠神经末梢，释放运动性神经递质，拮抗抑制性神经递质或直接作用于平滑肌，增加肠道动力。此类药包括高选择性五羟色胺 4 受体激动剂普芦卡必利[14]。

（4）微生态制剂。最近几年研究发现，微生态制剂益生菌能够改善 FC 病人的临床症状[15]。

（5）其他。对于上述药物效果不理想的顽固性便秘，可以短期使用刺激性泻药，其通过刺激结肠黏膜中的感觉神经末梢，增强肠道蠕动和肠道分泌。此类药包括二苯基甲烷类（如比沙可啶、匹可硫酸钠、酚酞类）、蒽醌类（如鼠李皮、芦荟、番泻叶、大黄等）、蓖麻油等。但是长期使用此类药能够导致结肠黑变病。此外，对于粪便干结、粪便嵌塞病人，可以临时给予灌肠药和栓剂。通过肛内给药，润滑并刺激肠壁，软化粪便，使其易于排出。

三、 用药分析及体会

（一） 用药分析

本例病人以"大便秘结 1 月余"为主诉来就诊，同时伴有心悸、失眠，因此中医诊断为便秘。唐师指出，此病案病人为年轻女性，平时排便不规律，目前大便 3～4 日 1 次，粪质干硬。分析其原因主要是由于排便不规律，有便意的时候没有及时排便，导致粪便在肠道中留存时间过久，肠道过度吸收粪便中的水分后进而使大便干硬，粪质干硬又会导致排便困难，加重便秘。此外，长期熬夜和饮食不规律也是导致便秘的重要因素。"大肠者，传导之官，变化出焉"，故该病病位主要在大肠，肺与大肠相表里，肺失宣降，则大肠传导无力；脾主运化，水液运化失常，则大便硬溏无常；肝失疏泄，气机壅滞，则肠腑运动不利；肾主水而司二便，肾阴肾阳不足，肠道失濡，失于温通，使大肠通降不利，传导失司。按照脏腑、虚实、气血、寒热脾胃病辨证新八纲，脏腑辨证中涉及肺、脾、肝，虚实辨证中属于虚实夹杂，寒热辨证中属于寒热错杂证，气血辨证中属于气机不畅之气病，其基本病机是气机升降失常，大肠传导失司。治法为调气养阴、润肠通便。

该病人经常熬夜，伤阴耗液，心血不足，故见心悸心慌；阴虚日久必致夜间盗汗；汗出伤阴，阴虚更甚，可见烘热汗出；津伤液耗，致肠道不润，见粪块干硬、不易排出；汗血同源，出汗多易伤血，阴血不足，则肝不能养，肝阴不足则肝火上炎，故见头涨头痛；肠腑不通，通降不利，易见胃部不适，加之阴虚烦躁、胃不和则卧不安，故见眠差早醒。胃肠以通降为顺，气不降则上逆，气聚于上则易生火，下无气则易生寒，故见上热下寒而畏冷。肝肾已伤，血海必损，月事必乱。《温病条辨》云："水不足以行舟，而结粪不下者，非增液不可。"肠中粪便似漂流江河之小帆，用党参、麦冬、五味子之增液汤滋阴，犹如开闸泄水，增高河道水位；当归、柏子仁、火麻仁、瓜蒌皮润肠通便，河道有水乃是前奏，增加水流更易于扁舟漂流；柴胡、白芍、枳实、炙甘草之四逆散疏肝理脾，寓江中之一叶小舟需借风力而滑行；仙茅、淫羊藿、巴戟天温肾阳，阳气足必然气充，气充则推动小舟之力更盛；牡丹皮、炒栀子、夏枯草、佩兰清肝胃之热，热清则无耗散津液之患；紫苏子、紫苏叶、法半夏宣肺降气，有提壶揭盖之意；浮小麦除虚热、止汗，避免河道之水从岸堤泄漏；珍珠母安神助眠，避免因病焦躁不安；厚朴、川芎理气活血，避免呆补滋腻。

服药1周后复诊，病人从既往3~4日解1次大便，变成了大便不干结，稀烂不成形，甚则溏泄，需调整滋阴润肠之品。虽大便已通，但肝脾之功能尚未恢复，因此出现食后易胀，多食则加剧；肝为刚脏，体阴而用阳，非养不能疏，肝血不足，则易怒；木郁土壅则脾失健运，出现胃脘胀满之症；水谷不得运化，有形之血不能速生，阴血不足，则心不得养，故见失眠；无形之气亦不能快成，气血亏虚，故见乏力。此次就诊病机发生变化，因此治疗调整为健脾疏肝、益气养阴。生黄芪、炒白术、炙甘草、茯苓健脾益气；麦冬、五味子、北沙参、白芍滋阴养血，血足则肝荣，肝荣则怒消；柴胡、白芍疏肝解郁；炒神曲、黄连健脾和胃、消食化积；食积日久必然化热，因此酌加清胃热之品；紫苏叶、荷叶宣肺通降，有助消胀除满之效；赤小豆、姜炭健脾去湿止泻；酸枣仁安神助眠；枳壳理气，于补气之中不忘行气，有点睛之妙。

（二）思考与体会

中医对便秘的记述最早见于《黄帝内经》，该书称其为"后不利""大便难"，随后，张仲景在《伤寒杂病论》中称之为"脾约"。清代沈金鳌《杂病源流犀烛》中则正式出现了

"便秘"一名，并沿用至今。对于便秘的治疗，在生活习惯方面，需要养成正确的排便习惯，形成生物钟；在饮食方面，可以适当增加富含纤维素的蔬菜和粗粮；在药物方面，目前市面上有太多的助排便的药或茶，短期服用尚可解燃眉之急，长期服用轻则难以停药，重则导致结肠黑变病。本例病人为青年女性，病人平时情绪易激动，作息时间和排便都不规律，因此出现了严重的便秘。首诊过程中，虽并未给予大黄、番泻叶等峻下之药，但病人大便通畅且出现了稀溏的情况，说明治病需要谨守病机，药物剂量需因人而异。

参考文献

［1］ HIGGINS P D, JOHANSON J F. Epidemiology of constipation in North America: a systematic review ［J］. Am J Gastroenterol, 2004, 99 (4): 750 – 759.

［2］ BHARUCHA A E, PEMBERTON J H, LOCKE G R. American Gastroenterological Association technical review on constipation ［J］. Gastroenterology, 2013, 144 (1): 218 – 238.

［3］ ZHAO Y F, MA X Q, WANG R, et al. Epidemiology of functional constipation and comparison with constipation – predominant irritable bowel syndrome: the Systematic Investigation of Gastrointestinal Diseases in

China（SILC）［J］. Alimentary Pharmacology & Therapeutics，2011，34（8）：1020 – 1029.

［4］黄海辉，张小敏，赵亮. 普芦卡必利和莫沙必利分别联用小剂量聚乙二醇治疗老年难治性功能性便秘的短期疗效比较［J］. 重庆医学，2017，46（20）：2793 – 2796.

［5］吕峻峰，熊勇，刘玉玲，等. 儿童及青少年功能性便秘流行病学调查及危险因素分析［J］. 中国妇幼保健，2012，27（21）：3301 – 3303.

［6］DROSSMAN D A. 罗马Ⅳ：功能性胃肠病：肠 – 脑互动异常［M］. 方秀才，侯晓华，译. 北京：科学出版社，2016：642 – 653.

［7］LINDBERG G，HAMID S S，MALFERTHEINER P，et al. World gastroenterology organisation global guideline：constipation a global perpective［J］. J Clin Gastroenterol，2011，45（6）：483 – 487.

［8］MEARIN F，LACY B E，CHANG L，et al. Bowel Disorders［J］. Gastroenterology，2016，150（6）：1393 – 1407.

［9］陈苇菁，宁瑶. 便秘的预防与调理述略［J］. 中医药学刊，2004，22（2）：330.

［10］RAO，SATISH S C. Constipation：evaluation and treatment of colonoc and anorectal motility disorders［J］. Gastroenterol Clin North Am，2009，19（1）：117 – 139.

［11］PASSMORE A P，WILSONDAVIES K，STOKER C，et al. Chronic constipation in long stay elderly patients：a comparison of lactulose and a senna – fibre combination［J］. BMJ，1993，307（6907）：769 – 771.

[12] 聚卡波非钙协作组，袁耀宗. 聚卡波非钙治疗便秘型肠易激综合征的随机、双盲、安慰剂对照多中心临床试验 [J]. 中华消化杂志，2007，27（10）：685-688.

[13] 袁耀宗. 小麦纤维素颗粒治疗功能性便秘的多中心临床试验 [J]. 中华消化杂志，2009，29（4）：271-272.

[14] 侯毅，谷云飞，朱秉宜. 普芦卡必利治疗慢性便秘的系统评价 [J]. 世界华人消化杂志，2014，22（4）：588-595.

[15] 李豪，杨永志，袁耀宗，等. 双歧杆菌三联活菌制剂治疗功能性便秘临床疗效 Meta 分析 [J]. 中国实用内科杂志，2016，36（8）：724-728.

（吕　林）

第三节　功能性便秘病案二

一、病情回放

姓名：花某　　**性别：**女　　**年龄：**24 岁

初诊：2018 年 5 月 29 日。

主诉：胃胀 1 年余，加重伴便秘 1 月。

现病史：病人 1 年前无明显诱因开始出现胃脘胀满不适，

以进食后为甚，连及小腹，无明显嗳气及反酸、烧心，大便偏干，1日1次，量少。面部易生痤疮，平素性格甚躁，进食不规律。舌边尖红，苔薄，脉细弦。

辅助检查：胃镜检查未见异常。

诊断：

中医诊断：腹胀、便秘（肝郁脾虚气滞证）。

西医诊断：功能性便秘。

治则：疏肝解郁，理气通便。

处方1：

柴　胡10 g	生黄芪15 g	赤　芍15 g	白　芍10 g
当　归10 g	枳　实15 g	瓜蒌皮12 g	荔枝核20 g
木　香12 g	蒲公英20 g	黄　连6 g	大腹皮15 g
炙甘草6 g	砂　仁（后下）10 g	豆　蔻（后下）6 g	

共7剂，水煎服，日1剂，分2次温服。

处方2：乳果糖口服溶液（15 ml/袋×12袋）。

用法用量：口服；15 ml/次，2次/日。

二诊：2018年6月26日。

刻诊：胃脘胀满较前明显减轻，大便略偏干，1日1次，不畅，量增加，小腹胀久坐后明显，排便后缓解，睡眠可，颜面易生痤疮，平素易烦躁，月经规律。舌赤苔薄，脉细滑。

处方：

柴　胡 6 g	生黄芪 15 g	当　归 10 g	牡丹皮 12 g
枳　实 15 g	瓜蒌皮 12 g	荔枝核 30 g	木　香 12 g
蒲公英 30 g	大腹皮 15 g	炙甘草 6 g	栀　子 12 g
赤　芍 15 g	白　芍 15 g	砂　仁 (后下) 10 g	
豆　蔻 (后下) 6 g			

共 14 剂，水煎服，日 1 剂，分 2 次温服。

二、 背景知识

见"功能性便秘病案一"。

三、 用药分析及体会

（一） 用药分析

1. 辨证要点

病人为年轻女性，平素饮食不规律，性格偏于急躁。肝性喜条达而主疏泄，气郁而伤肝，气机阻滞，而发为胃脘胀满不适。肝木为病，易传于脾，加之病人饥饱失常，影响脾脏之运化传导功能。肝脾之气郁结，胃肠传导失司，故见大便秘结难下之症。肝郁化热，上蒸肌肤而见痤疮。治当疏肝解郁、理气通便，方选逍遥散。病人一诊后主症明显好转，脾胃之症不显，肝火之象显露，舌红而赤，情绪易急躁，面生痤疮，恐清热之力不足，故选用丹栀逍遥散化裁，以加强疏肝清热之功。

2. "逍遥散"其方

逍遥散一方出自宋代《太平惠民和剂局方》，从源流来看，是由四逆散、当归芍药散化裁而来，被广泛应用于各种疾病的治疗中。丹栀逍遥散在逍遥散基础上增加牡丹皮和栀子（明代《内科摘要》），加强了清肝泻火的作用。逍遥散具有疏肝解郁、养血健脾之功效，是一首调和肝脾的经典方剂。方中以柴胡疏肝解郁，使肝气得以条达为君药。白芍酸苦微寒，养血敛阴、柔肝缓急；当归甘辛苦温，养血和血，为血中之气药；当归、白芍与柴胡同用，补肝体而助肝用，共为臣药。白术、茯苓、甘草健脾益气，共为佐药，并加薄荷少许疏散郁结之气，生姜降逆和中、辛散达郁，亦为佐药。全方气血兼顾，肝脾同调。

3. 逍遥散类方在便秘中的应用

在本例病案中，唐师以逍遥散为基础方进行加减，选用柴胡、赤芍、白芍、当归、炙甘草，去白术、茯苓之燥脾，取其疏肝解郁、理气润肠之功效。木香、砂仁药对的应用可醒脾和胃、调中宣滞，更取荔枝核疏肝宣散之功。方中当归、瓜蒌皮、大腹皮有理气宽中、润肠通便之效。生黄芪益气健脾，又善于补益肺气。肺主宣发是大肠得以濡润之基础，正所谓"河道不枯，舟能行之"。蒲公英及黄连可清肝热、燥湿解毒，可防生黄芪补益助火，对面部痤疮亦有较好的效果。病人一诊后主症明显好转，脾胃之症不显，而肝火之象显露，恐清热之力不足，腑气未降或降之不畅，在原方基础上去黄连，加牡丹皮、栀子，意为病人诸症好转，仍感便干，恐久用黄连过于苦寒而伤胃，改以丹栀逍遥散化裁，以牡丹皮、栀子与蒲公英共达养阴清热之效。各药物之间相辅相成，起到清肝除烦、润肠通便之功。

（二）思考与体会

目前便秘的患病人群中，女性所占比例较高。北京地区对18～70岁人群进行的随机、分层调查表明，慢性便秘的患病率为6.07%[1]，女性慢性便秘病人为男性慢性便秘病人的1.81倍，重度慢性便秘病人中女性为男性的1.75倍[2]。唐师治疗便秘，尤其是对于女性便秘，更强调从肝论治。清代医家周学海谓："肝者，贯阴阳，统血气，居贞元之间，握升降之枢者也。"故肝为"升降发始之根也"。肝主疏泄，调节全身气机的运转，气机升降有序，在气机的推导下使肠道糟粕排出。女性病人平素易烦躁，导致气机升降失常，郁而不疏，化热化火发而为病，唐师认为选用逍遥散类方治疗女性便秘，应掌握2个基本条件：①均应以肝郁为基础；②辨清证候类型，如肝失条达、肝郁化热、肝血失养等。治疗便秘，唐师主张润肠通降，很少使用峻下药物。他认为恢复气机的通降才是治疗的关键，故唐师在治疗中常配合行气、理气、下气之药物，如木香、砂仁、青皮、陈皮、枳实壳等以恢复脾胃升降，使胀气、便秘等症状得到有效的缓解。另外，唐师治疗便秘注重补气养阴生津，又因要防止过补不当而在用药上有所限制，如在补肾填精的同时应用疏肝清热之品以防助火等。

　　功能性便秘病人，尤其是女性病人，常与情绪、生活饮食规律、排便习惯及运动等因素密切相关。唐师认为在进行药物调理的同时，养成每日定时排便的习惯，坚持适当的运动，均对功能性便秘的改善和治疗有重要的作用。

参考文献

[1] 郭晓峰，柯美云，潘国宗，等. 北京地区成人慢性便秘整群、分层、随机流行病学调查及其相关因素分析 [J]. 中华消化杂志，2002，22 (10)：637 - 638.

[2] MCCREA G L, MIASKOWSKI C, STOTTS N A, et al. A review of the literature on gender and age differences in the prevalence and characteristics of constipation in North America Pain [J]. Symptom Manage, 2009, 37 (4)：737 - 745.

（苏　博）

·第十一章·

功能性腹泻

第一节 功能性腹泻病案一

一、病情回放

姓名: 曹某　　**性别:** 男　　**年龄:** 28 岁

初诊: 2018 年 8 月 7 日。

主诉: 大便溏月余。

现病史: 腹泻月余,无检查,未服用药物。刻诊:形瘦,身高 179 cm,体重 58 kg,声音实,大便溏,1 日 2~3 次,知饥,食纳可,长期熬夜,临近考试,压力大。舌红,苔薄略少但润,脉略弦滑。

诊断:

　　中医诊断:泄泻。

　　西医诊断:功能性腹泻。

治则: 理气健脾,渗湿止泻。

处方：

柴　胡 9 g	生黄芪 18 g	白　芍 15 g	枳　壳 12 g
炒白术 30 g	淮山药 30 g	黄　芩 12 g	干　姜 6 g
云茯苓 30 g	莲子肉 15 g	神　曲 20 g	炒麦芽 30 g
炒谷芽 30 g	炙甘草 6 g	马齿苋 20 g	
砂　仁（后下）9 g			

共 7 剂，水煎服，日 1 剂，中、晚餐后 1 小时各服 1 袋。

二诊： 2018 年 8 月 21 日。

刻诊：病人 2 周后复诊，腹泻减轻，随后效不更方。经过 1 个月后症状好转。

二、背景知识

（一）功能性腹泻的概念及流行病学

功能性腹泻（functional diarrhea，FDr）是指持续地或反复发生的出现排稀粪（糊状粪）或水样粪，不伴有腹痛或腹部不适症状的综合征[1]。腹泻症状出现至少 6 个月，且前 3 个月症状符合诊断标准，经检查未发现胃肠器质性改变[2]。

FDr 在亚洲的发病率为 0.4%[3]，欧美的发病率为 3.8%[4]。女性发病率要高于男性，与体重、年龄、个人习惯、心理、遗传相关[5]。

（二） 诊断依据

临床表现为 25% 以上排便为松散粪或水样粪，且不伴有腹痛或腹部不适症状。诊断前症状出现至少 6 个月，近 3 个月症状符合以上诊断标准。该病与腹泻型肠易激综合征（IBS-D）极为相似，应排除符合 IBS-D 的病人。结合 Bristol 粪便性状表记录每日排便情况可以帮助了解病人的排便习惯，排除假性腹泻。同时要了解病人的饮食情况，排除有乳糖和果糖不耐受、过多摄入纤维素、肠道存在难以吸收的碳水化合物等情况。病人的体格检查应该是正常的，肠镜下无明显的病理改变，全血细胞分析和 C 反应蛋白检查结果为阴性[6]。

（三） 诊疗要点

FDr 的诊断为排除性诊断，总体上以改善症状、治疗原发病因为基本治疗原则，可根据情况选用阿片类药物、胆汁酸螯合剂类药物、益生菌类药物、抗抑郁类药物四大类药物来治疗。

（1）阿片类药物。洛哌丁胺为人工合成的外周阿片受体激动剂，可减慢小肠的传输时间，从而增加小肠对水和离子的吸收，能改善 FDr 病人的排便频率、粪便性状、粪便排便紧迫感和大便失禁等症状[7]。

（2）胆汁酸螯合剂类药物。考来烯胺能改善胆汁吸收不良病人的腹泻症状[8]。

（3）益生菌类药物。益生菌能通过改善病人肠道微环境从而改善病人的相关症状[9]，临床上常用该类药物。

（4）抗抑郁类药物。抗抑郁药有抗胆碱能作用，减慢小肠的传输时间，改善病人的情绪，辅助 FDr 病人的治疗。

三、用药分析及体会

（一）用药分析

本例病人长期腹泻，肠镜检查（1 年内）显示未见明显异常，西医诊断为功能性腹泻，中医诊断为泄泻。因病人长期饮食不节，损伤脾胃，脾虚无权运化饮食水谷，则湿浊内生发为泄泻，该病的基本病机为脾虚湿盛，以理气健脾、渗湿止泻为治则。处方以参苓白术散为基础方进行加减，其中炒白术、淮山药、云茯苓、莲子肉、砂仁健脾益气、渗湿止泻，柴胡、白芍、枳壳疏肝理气，生黄芪补中益气升清，神曲、炒谷芽、炒麦芽消食开胃，马齿苋收敛止泻。诸药调和，共奏健脾益气、渗湿止泻之功。现代研究也表明，参苓白术散能通过改善肠黏膜屏障[10-11]，保护结肠平滑肌细胞[12-13]等起到治疗功能性腹泻的作用。

参苓白术散原方中，党参、白术、茯苓、甘草为健脾之常用方——四君子汤中的 4 味药物，能平补脾胃之气。唐师在功能性腹泻的诊疗中见气虚乏力较甚者，常加生黄芪以助补中益气之功。该方中，白扁豆、薏苡仁、山药既可和胃理气健脾，又能渗湿止泻，可起到标本兼治之效；砂仁芳香醒脾，能促进中焦运化，畅通气机。唐师在临证中，若见纳差食少者，加炒谷芽、炒麦芽、神曲等以消食和胃；若见脘腹胀甚者，常加枳实、大腹皮等以行气滞；若见舌苔白腻者，常加佩兰、白豆蔻、荷梗等芳香化湿之品以醒脾；若见肝气郁结者，常加香附、柴胡、荔枝核等以疏肝；若见牵及胁肋作痛者，常加延胡索、川楝子；若见失眠者，选加珍珠粉、珍珠母、酸枣仁等以安神。

唐师继承了董建华院士提出的"通降论"的学术思想，认为适时通降胃气，可使胃气顺降，脾气升清。泄泻一证，病在大肠。脾虚导致久泻，久泻加剧脾虚，运化无权则大肠"变化"无权，"化物"不能，日久肠腑之处易积滞痰饮浊毒，甚或产生瘀血，使病情更加复杂。韦献贵亦云："久泻亦肠间病，肠为腑属阳，脏病多滞多实，故久泻多有滞，滞不除则泻不止。"故不能忽视通降法在泄泻治疗中的重要作用。当用诸多方法治疗久泻无效时，使用通降法攻除积滞，攻补兼施，乃为治疗难治性功能性腹泻的出奇制胜之法。"损其余即是补不足"，故唐师在治疗久泻时，多配伍紫苏子、香附、柴胡、青皮等理气通降之药，达到通降胃气、行滞止泻之作用。

（二）思考与体会

功能性腹泻的发病机制尚未完全明确，西医对症治疗在一定程度上可以改善病人症状，但其复发率高，长此以往容易增加病人的精神压力。加之现代社会的人们长期处于高强度、快节奏的生活环境中，若精神压力增加，更易脾气暴躁，郁怒伤肝，或者思虑过多，忧思伤脾，导致乏力、精神不振、纳差、便溏等一系列症状。临床上常见在不良情绪影响下，功能性腹泻病人的症状明显加重，因为肝气郁结导致脾气不升，清气不升，浊气不降，"清气在下，则生飧泄；浊气在上，则生䐜胀"。这种情况在治疗中，唐师加入了柴胡、白芍以疏肝柔肝，助一身之气条达。正如《灵枢·平人绝谷》所言："血脉和利，精神乃居。"现代研究也发现，在治疗中联合使用抗抑郁药，能提高治疗该病的疗效[14]。

中医学的治疗优势是强调人体自身的整体性，以脾为出发点，辨证论治，达到"阴平阳秘，精神乃治"的效果。病人在日常生活中要注意养成健康的生活习惯，清淡饮食，规律作息，加强锻炼，调畅气机，顾护脾胃。

参考文献

[1] THOMPSON W G, LONGSTRETH G F, DROSSMAN D A, et al. Func-

tional bowel disorders and functional abdominal pain [J]. Gut, 1999, 45 (Suppl II): II 43 – II 47.

[2] 林峰. 功能性胃肠病的研究新进展 [J]. 中国医药指南, 2013, 11 (9): 76 – 78.

[3] THOMPSON W G, IRVINE E J, PARE P, et al. Functional Gastrointestinal Disorders in Canada: First Population – Based Survey Using Rome II Criteria with Suggestions for Improving the Questionnaire [J]. Digestive Diseases and Sciences, 2002, 47 (1): 225 – 235.

[4] KWAN A C, BAO T, CHAKKAPHAK S, et al. Validation of Rome II criteria for functional gastrointestinal disorders by factor analysis of symptoms in Asian patient sample [J]. J Gastroenterol Hepatol, 2003, 18 (7): 796 – 802.

[5] CHANG F Y, CHEN P H, WU T C, et al. Prevalence of functional gastrointestinal disorders in Taiwan: questionnaire – based survey for adults based on the Rome III criteria [J]. Asia Pac J Clin Nutr, 2012, 21 (4): 594 – 600.

[6] 侯政昆, 胡文, 刘凤斌, 等. 罗马IV共识对功能性胃肠病中医临床评价研究的启示 [J]. 中国中药杂志, 2018, 43 (10): 218 – 226.

[7] 李晶. 从脾论治功能性腹泻的临床与实验研究 [D]. 辽宁中医药大学, 2016.

[8] 石阿茜. Asbt 相关的胆酸盐吸收障碍在伊立替康所致小鼠迟发型腹泻中的作用 [D]. 兰州大学, 2017.

[9] 刘燕, 白世敬, 马捷, 等. 功能性腹泻中医研究进展 [J]. 辽宁中医

药大学学报，2015（2）：78 – 80.

［10］康楠，王凤云，陈婷，等. 脾虚四号方干预大鼠腹泻模型后结肠黏膜微观结构的变化［J］. 中国中西医结合消化杂志，2015，23（1）：1 – 4，7.

［11］康楠，王凤云，陈婷，等. 脾虚四号方干预对功能性腹泻脾虚证模型大鼠肠上皮细胞微绒毛形态的影响［J］. 中国实验方剂学杂志，2015，21（17）：79 – 83.

［12］陈旻丹，胡京红，马捷，等. 脾虚四号方含药血清对功能性腹泻脾虚证大鼠离体结肠平滑肌细胞的影响［J］. 北京中医药大学学报，2017，40（4）：297 – 301.

［13］朱彤，唐旭东，万嘉嘉，等. 脾虚4号方对功能性腹泻脾虚证模型大鼠结肠组织胰高血糖素肽1受体表达的影响［J］. 辽宁中医杂志，2016，43（1）：183 – 186，224.

［14］肖修玲. 黛力新对肠易激综合征焦虑抑郁状态的疗效及对血管活性肠肽表达水平的影响［J］. 中外医学研究，2017，15（18）：33 – 34.

（马金鑫）

第二节　功能性腹泻病案二

一、病情回放

姓名：韩某　　**性别：**男　　**年龄：**55 岁

初诊：2017 年 11 月 9 日。

主诉：大便溏泄月余。

现病史：大便 1 日 4～5 次，溏泄，腹部畏冷，无明显腹痛，肛门下坠，食欲可，食后胃脘堵闷。舌略红，苔薄微腻，脉细弦。

既往史：糖尿病病史，服用格华止（盐酸二甲双胍片）已半年，0.5 g/次，2 次/日。

诊断：

中医诊断：泄泻（寒热错杂证）。

西医诊断：功能性腹泻。

治则：平调寒热，消痞散结。

处方：

| 生黄芪 20 g | 潞党参 15 g | 炒白术 30 g | 云茯苓 30 g |
| 法半夏 9 g | 黄　芩 12 g | 川　连 3 g | 干　姜 6 g |

姜　炭 10 g　　石榴皮 10 g　　肉豆蔻 6 g　　乌贼骨 30 g

车前子 10 g　　神　曲 15 g　　炙甘草 6 g　　厚　朴 10 g

砂　仁（后下）6 g

共 14 剂，中、晚餐后 1 小时各服 1 次。

二诊：2017 年 11 月 23 日。

刻诊：大便已减至 1 日 2 次，渐实，初实尾略溏，有时 2 日 1 次，成形，肛门已不坠。情志不畅，腹部隐痛偶发。舌淡红，苔薄，脉细弦滑。

Rx：建议行肠镜检查，复查空腹血糖、餐后 2 小时血糖及糖化血红蛋白。

处方 1：上方去法半夏、黄芩、川连、姜炭、厚朴，加柴胡 6 g，白芍 15 g，当归 10 g，枳壳 10 g。

共 14 剂，中、晚餐后 1 小时各服 1 次。

处方 2：地衣芽孢杆菌活菌胶囊（0.25 g×36 粒×2 盒）。

用法用量：口服；0.5 g/次，3 次/日。

二、背景知识

见"功能性腹泻病案一"。

三、 思考与体会

（一） 用药分析

本例病人上有痞满，下有泄泻、腹部畏冷、舌苔微腻，为寒热错杂之泄泻，采用半夏泻心汤加减，其中生黄芪甘温，有补气升阳之功，正对肛门下坠之症；车前子性寒，有清热利尿、渗湿通淋的功效，取"利小便所以实大便"之义；石榴皮酸涩，性温，具有涩肠止泻的作用，同时石榴皮所含根皮碱，对伤寒杆菌、痢疾杆菌、大肠杆菌均有抑制作用，此外，该药还能使肠黏膜收敛，分泌物减少，可有效地治疗腹泻、痢疾等病；姜炭性温，有温脾止泻、温经止血的作用，为唐师喜用之药，对阳虚偏寒性的泄泻作用较佳，全方合用，共起平调寒热、消痞散结之功效。

二诊时，病人大便次数减少，偶成形，肛门下坠感消失，将半夏泻心汤换为四逆散做基础方以缓解腹部不适、胁肋隐痛等肝气不疏之症状，配合地衣芽孢杆菌活菌胶囊调节肠道菌群。

（二） 思考与体会

现代医学之功能性腹泻的诊断以罗马委员会制定的标准为准，从罗马Ⅲ到罗马Ⅳ，诊断标准有 3 个方面的变化：① "75% 的时间内大便为不伴有腹痛的松散（糊状）便或水样便" 变为

"至少25%以上排便为松散便或水样便";②"不伴有腹痛"变为"不伴有明显的腹痛或腹部不适";③"松软（糊状）便或水样便"变为"松散便或水样便"。从以上3个方面的变化可以看出，腹泻常常伴有腹部不适或隐痛，只有腹泻没有腹部不适或腹痛的病人临床上也极为少见，而"糊状便"变为"松散便"可让人更容易理解，有利于快速做出判断。

目前，极少有研究对功能性腹泻病人的治疗进行评价，罗马Ⅳ推荐将其他疾病（如 IBS－D）的研究数据外推至功能性腹泻的治疗中。目前尚无药物可治疗由多种病理机制共同参与的功能性腹泻，其单靶点、强干预、局部调节的治疗模式存在局限性。

功能性腹泻其常见基本病机为脾虚湿盛，参苓白术散为治疗该病的常用代表方剂，该方具有益气健脾、渗湿止泻之功，既可改善腹泻，又可缓解腹泻伴有的纳呆、脘腹胀满、体倦乏力等脾虚症状，临床效果非常显著。临床上也不乏寒热错杂证的出现，表现为胃胀明显、恶心欲吐、口干、肠鸣、大便溏薄易泄、畏寒、舌红、舌体或胖大、苔黄腻或白腻罩黄、脉濡或滑等。临床具体运用中，可根据寒热的轻重，调整寒热药物的量，如大便溏薄易泻，畏寒较重，则加大干姜、党参的用量，减少黄连、黄芩的用量；若胃胀甚，口干舌红，则减少干姜和党参的用量，增加黄连、黄芩用量。唐师曾言：组方之精巧，莫过于脾胃病诸方。临床应综合脏腑虚实、气血寒热，权衡四气五味、药量增减。寒凉药重而易生溏泄，温热药过而耗伤阴液。能否效验，往往相差只在毫厘之间。

（王凤云）

·第十二章·
肠易激综合征

第一节　肠易激综合征病案一

一、病情回放

姓名：陈某　　**性别**：男　　**年龄**：61 岁

初诊：2017 年 9 月 26 日。

主诉：反复腹痛、便溏 10 余年。

现病史：晨起用餐后出现腹痛、便溏，便后缓解，大便 1 日 5~6 次，并有肛门及小腹坠胀感，每周 3 日左右出现上述症状。纳食、睡眠一般，食后脘腹作胀，口苦，眼睑频动，眼睛干涩。舌暗淡红，苔腻灰苔，脉细弦滑。

辅助检查：2017 年 9 月 19 日肠镜检查未见明显异常。

诊断：

中医诊断：泄泻（肝脾不调，湿热阻滞证）。

西医诊断：腹泻型肠易激综合征。

治则：调和肝脾，清热祛湿。

处方1：

生黄芪 12 g	炙黄芪 12 g	炒苍术 15 g	茯　苓 30 g
炒白术 20 g	防　风 10 g	陈　皮 12 g	黄　芩 12 g
法半夏 9 g	厚　朴 10 g	白　芍 20 g	炙甘草 6 g
姜　炭 10 g	干　姜 6 g	石榴皮 10 g	
砂　仁（后下）6 g		滑　石（先煎）10 g	

共 7 剂，水煎服，日 1 剂，分 2 次温服。

处方2：地衣芽孢杆菌活菌胶囊（0.25 g×36 粒×2 盒）。

用法用量：口服；0.5 g/次，3 次/日。

二、 背景知识

（一） 肠易激综合征的概念及流行病学

肠易激综合征（irritable bowel syndrome, IBS）是一种功能性肠病，以腹痛、腹胀或腹部不适为主要症状，排便后症状多改善，常伴有排便习惯［频率和（或）性状］的改变，缺乏临床常规检查可发现的能解释这些症状的器质性病变。各大洲的 IBS 患病率显著不同，拉丁美洲的患病率为 17.5%，亚洲的患病率为 9.6%，北美/欧洲/澳洲/新西兰的患病率为 7.1%，中东和非洲的患病率为 5.8%[1]。我国普通人群 IBS 总体患病率为 6.5%，患病率因地域、调查方法、调查对象和诊断标准不同存在较大差异，大学生和中、小学生患病率较高。女性 IBS 患病率略高于男性；各个年龄段均有发病，但中青年更为常见，老年人 IBS 患病率有所下降[2]。饮食因素可诱发或加重 IBS 症状；肠道感染是我国 IBS 的危险因素。IBS 可引起病人焦虑或抑郁，严重影响生活质量。

（二）诊断依据

根据罗马 IV 标准[3]，IBS 典型的临床表现为反复发作的腹痛，最近 3 个月内每周至少发作 1 天，伴有以下症状 2 项或 2 项以上。

（1）与排便有关。

（2）发作时伴有排便频率改变。

（3）发作时伴有粪便性状（外观）改变。

诊断前症状出现至少 6 个月，近 3 个月持续存在。

根据病人的主要异常排便习惯，IBS 可分为 4 个主要的亚型。

（1）便秘型 IBS（IBS－C）。至少 25% 的排便为 Bristol 1－2 型，且 Bristol 6－7 型的排便小于 25%。

（2）腹泻型 IBS（IBS－D）。至少 25% 的排便为 Bristol 6－7 型，且 Bristol 1－2 型的排便小于 25%。

（3）混合型 IBS（IBS－M）。至少 25% 的排便为 Bristol 1－2 型，且至少 25% 的排便为 Bristol 6－7 型。

（4）不确定型 IBS（IBS－U）。如果病人满足 IBS 的诊断标准，但其排便习惯异常，不符合上述三者中的任何一个。这一亚型并不常见，其原因可能是频繁改变饮食或药物，或无法停止使用对胃肠道运动有影响的药物。

亚型的分类标准须根据至少 14 天的病人报告，使用"25% 原则"对 IBS 进行亚型分类。

（三）诊疗要点

（1）IBS 的治疗目标是改善症状，提高病人的生命质量，需要制订个体化治疗策略。

（2）平时避免食用诱发或加重症状的食物，调整生活方式对改善 IBS 症状有益。限制的食物种类包括：①富含发酵性寡糖、双糖、单糖及多元醇（fermentable oligosaccharides, disaccharides, monosaccharides and polyols，FODMAP）等成分的食物；②高脂肪、辛辣、麻辣和重香料的食物；③高膳食纤维素食物可能对便秘有效（但对腹痛和腹泻不利）；④一旦明确食物过敏原，应避免摄入含有该过敏原成分的食物。

（3）认知治疗是 IBS 治疗中的必要环节。认知治疗的内容和目标是使病人充分了解 IBS 属于非器质性疾病的本质：①IBS 是脑－肠互动紊乱所致；②没有证据显示 IBS 可以直接进展成严重的器质性疾病或恶性肿瘤；③IBS 症状有可能复发；④通过生活方式调整，以及适当的药物治疗，多数病人的

IBS症状是可以得到比较理想的改善。

（4）解痉药可以改善IBS-D病人总体症状，对腹痛疗效较明显。临床可选择肠道平滑肌钙离子拮抗剂（匹维溴铵、奥替溴铵、西托溴铵、美贝维林、阿尔维林）或离子通道调节剂（曲美布汀）缓解平滑肌痉挛。

（5）止泻药物可以有效缓解IBS腹泻症状。洛哌丁胺的随机、双盲、安慰剂对照研究证实，其可以显著降低IBS病人排便频率、增加粪便硬度以及改善排便失禁症状。洛哌丁胺通过作用于肠道平滑肌阿片受体，延缓肠道传输，从而增加肠道水分吸收，还可降低肛门直肠敏感性。国际指南和共识意见推荐洛哌丁胺适用于有进餐后腹泻和（或）排便失禁症状病人，或腹泻症状发作前1~2小时预防性短期服用，有关洛哌丁胺治疗IBS的研究较少。Viberzi是选择性μ-阿片类受体激动剂/δ-阿片类受体拮抗剂，可以改善病人腹痛和腹泻症状，2015年被美国FDA批准用于IBS-D的治疗。

（6）利福昔明可以改善非IBS-C的总体症状以及腹胀、腹泻症状。其治疗IBS的机制可能与调节肠道细菌有关，美国FDA近期已批准利福昔明用于非IBS-C的临床治疗。

（7）益生菌对改善IBS症状有一定疗效，临床常用的有双歧杆菌三联活菌散、双歧杆菌四联活菌片等。

（8）抗抑郁焦虑药可试用于IBS的治疗。

三、 用药分析及体会

（一） 用药分析

本例病人以腹痛和腹泻为主症，常于晨起用餐后出现，排便后缓解，食后脘腹作胀，伴有肛门及小腹坠胀感，此为脾虚的典型表现。《素问·脏气法时论》言："脾病者……虚则腹满肠鸣，飧泄食不化。"脾虚可导致运化失司，影响饮食消化，从而出现腹胀、便溏等症状；脾虚还可能引起水津停聚生湿，甚则流注大肠发为泄泻。此外，脾胃为气机升降之枢，脾虚则升清降浊的能力下降，所谓"清气在下，则生飧泄；浊气在上，则生膜胀"。脾虚日久，升举乏力，还可能引起腹部及肛门坠胀，由此不难看出脾虚是泄泻的关键病机。脾胃为气血生化之源，脾虚气血乏源不能濡养于目，故病人出现眼睑频动、眼睛干涩、脉细弦等。另外，病人口苦、舌暗淡红、苔灰腻和脉滑，提示脾虚生湿，湿郁化热，湿热内阻。综上，病人脾虚湿热内蕴，治当健脾清热化湿，予平胃散和黄芩滑石汤化裁。

纵观全方，唐师以芪术益气健脾为主药，其中黄芪一药两用，颇有深意，炙黄芪偏于入脾，善于补气生血以复脾气，而生黄芪偏于入肺，肺气充实有助大肠生津而缓解腹泻，二者联用大补中气。炒白术常用于湿邪困脾偏虚证，炒苍术多用于湿邪碍胃偏于实者，二药联用，燥湿的作用增强，对湿邪阻滞之虚实两端皆可发挥作用。同时方中重用白芍，该药味苦、酸，性微寒，擅能柔肝平肝，与芪术相伍能更好地治疗腹痛。病人兼有食后脘腹作胀之症，而益气健脾之品多可引起气机壅滞，故方中以陈皮、砂仁、厚朴等理气之品配合芪术益气健脾。湿热是本例病人的标实所在，黄芩、滑石药对出自黄芩滑石汤，能起清热祛湿之效，二药性寒，尤其滑石有利小便实大便之功，改善湿热阻滞之腹泻或便溏有较好疗效，但病人久病脾虚，不耐苦寒，因此唐师于方中佐用干姜以制二药寒性。另外，石榴皮和姜炭以涩肠止泻，固涩与清利化湿并用，则可起到不闭门留寇的作用。

　　本例病人病程日久，病情虽不严重，但较为复杂，存在虚实错杂和气机升降失序的情况，唐师紧扣脾虚这一核心病机，以益气健脾为基础，将柔肝和祛湿统于脾胃升降的恢复中，化裁有方，用药严谨，既能柔肝健脾、补虚泄实，又能升清降浊、涩肠止泻，足资后学。

（二）思考与体会

1. 本于肝脾疗泄泻

　　腹泻型肠易激综合征属于中医"泄泻"范畴，其发病与脾胃虚弱和（或）肝失疏泄密切相关，肝郁脾虚是其核心病机。该病初起，多为肝气郁滞，继则脾失健运，无力升清，脾虚日久则生湿，肝郁日久则情志失调，引起抑郁或焦虑等精神情绪异常，形成虚实夹杂之证。因此，疏肝健脾是腹泻型肠易激综合征的主要治法。唐师在诊疗该病中，健脾多用参芪术，若肝郁疏泄不及，见情志不遂、郁郁寡欢，脉弦细者，可用柴胡、香附和玫瑰花等疏肝解郁；若肝郁疏泄太过，见烦躁、暴怒，脉弦滑数者，宜用白芍、黄芩、龙胆草等清肝平肝[4]。

2. 多法合用祛湿浊

《素问·阴阳应象大论》云："湿盛则濡泄。"而湿邪又分湿热和寒湿。在治疗与湿邪密切相关的腹泻型肠易激综合征病证时，当执寒热两端灵活选择祛湿的方案。属湿热者，当清热燥湿，药用黄连与黄芩等；属寒湿者，当温阳化湿，药用干姜、肉豆蔻、吴茱萸等。因湿性缠绵，临证时又可将多种祛湿方法配合使用。如配合使用淡渗利湿之薏苡仁与茯苓，芳香化湿之佩兰和白豆蔻，行气除湿之陈皮和枳实，健脾化湿之白术和苍术[5]。

3. 佐伍风药增疗效

风药多指性味辛温或辛凉发散的中药，有以下3点作用。一是辛能发散以升人体清气，可治疗泄泻；二是"风能胜湿"，可祛除湿邪；三是风药多有解痉止痛的作用，能缓解病人腹痛症状。唐师治疗本例腹泻型肠易激综合征病人的方药里，即选用了被《汤液本草》喻为"去湿之仙药也"的防风。

4. 巧用涩药敛谷道

腹泻型治疗肠易激综合征除了疏肝、健脾和化湿法外，固涩法也较常用。常用药物有石榴皮、肉豆蔻和姜炭等。固涩药一则可以敛肠止泻，二则留补益之力于体内，三则与健脾之品合用，可增强止泻作用。

5. 中西合璧治顽疾

脾虚是腹泻型肠易激综合征的病本所在，湿热为其主要致病因素。研究表明，脾虚和湿热与肠道菌群紊乱密切相关，而具有益气健脾和清热利湿作用的方药能调节紊乱的肠道菌群，改善肠道微环境[6-7]。临床试验表明，运用菌群调节剂能显著改善腹泻型肠易激综合征病人的腹痛和腹泻等症状。因此，将中药和西药联合使用，能起到协同作用。

参考文献

[1] SPERBER A D, DUMITRASCU D, FUKUDO S, et al. The global prevalence of IBS in adults remains elusive due to the heterogeneity of studies: a Rome Foundation Working Team literature review [J]. Gut, 2016, 66 (6): 1075 – 1082.

[2] 中华医学会消化病学分会胃肠功能性疾病协作组，中华医学会消化

病学分会胃肠动力学组. 中国肠易激综合征专家共识意见 [J]. 中
华消化杂志, 2016, 36 (5)：299 - 312.

[3] DROSSMAN D A. 罗马Ⅳ：功能性胃肠病：肠 - 脑互动异常 [M].
方秀才, 侯晓华, 译. 北京：科学出版社, 2016：1132 - 1133.

[4] 吴皓萌, 徐志伟, 敖海清. 国医大师治疗慢性泄泻用药规律研究
[J]. 中医杂志, 2013, 54 (7)：564 - 566.

[5] 吴皓萌, 徐志伟, 敖海清. 21 位国医大师治疗慢性泄泻的经验撷菁
[J]. 中华中医药杂志, 2013, 28 (10)：2866 - 2869.

[6] 闻向晖, 刘秋萍, 余怡然, 等. 内湿致病与肠道菌群失调的关系
[J]. 中医杂志, 2018, 59 (16)：1377 - 1379.

[7] 马祥雪, 王凤云, 符竣杰, 等. 基于肠道菌群的中医健脾方剂作用
机制的研究现状与思考 [J]. 中国实验方剂学杂志, 2017, 23
(5)：210 - 215.

（吴皓萌）

第二节　肠易激综合征病案二

一、病情回放

姓名：张某　　**性别**：男　　**年龄**：33 岁

初诊： 2016 年 3 月 24 日。

主诉： 便秘 7 年余。

现病史： 大便 1 周 1~2 次，若缓解则 1~2 日 1 次，无明显腹痛，腹部不适，食后腹胀，堵闷不下。舌边尖红，苔薄黄，脉细弦。

诊断：

中医诊断：便秘（肝郁脾虚证）。

西医诊断：便秘型肠易激综合征。

治则： 疏肝健脾，补肾固涩。

处方：

柴　胡 10 g	白　芍 15 g	当　归 12 g	枳　壳 15 g
熟　地 15 g	山茱萸 10 g	桑　椹 30 g	厚　朴 12 g
牡丹皮 12 g	炒栀子 15 g	佩　兰 12 g	炒神曲 20 g
炙甘草 6 g	桃　仁 12 g	苦杏仁 12 g	
砂　仁（后下）6g			

共 7 剂，水煎服，日 1 剂，分 2 次温服。

二诊： 2016 年 4 月 7 日。

刻诊：大便增，偶有腹部不适感，纳可，腹部易胀症状减轻。舌质淡红，苔薄白，脉细弦。

效不更方。

二、 背景知识

见"肠易激综合征病案一"。

三、 用药分析与体会

唐师认为肠易激综合征和肝脾关系最为密切，以肝郁脾虚为病机关键，治法多以疏肝益气为原则[1-2]，并审证求因，根据不同情况配合使用健脾、清化等诸法，如气滞腹痛证候使用柴胡疏肝散，血瘀腹痛证候使用逍遥散加味。舌诊作为中医四诊之一，可据此判断疾病的预后情况，应重视疾病前后舌苔的变化。便秘型肠易激综合征病人除用芳化之剂清化舌苔舌垢外，像柴胡、夏枯草、龙胆草、栀子等清肝、泻肝之品用之甚佳。对于便秘日久的病人来说，如有全身症状如视力减退、两眼干涩、夜盲、头晕耳鸣，或睡眠不熟、多梦、口干津少、肢体麻木、脉弦细等，可加用养肝柔肝类药物，如枸杞子、五味子、桑椹等。

从本例病案来看，病人便秘已 7 年余，腹部不适，不明显腹痛，食后腹胀，堵闷不下。西医诊断为便秘型肠易激综合征，中医辨证为便秘，肝郁脾虚证，脾虚中焦运化不及，则出现食后腹胀、堵闷不下等表现；肝郁克脾则腹部不适。故用柴胡、白芍、当归养肝血、疏肝解郁；加枳壳、厚朴行气宽中以解腹部胀满；舌边尖红、苔薄黄故加入牡丹皮、炒栀子清热泻火；脾虚多生湿邪，故加入佩兰芳香化湿；炒神曲健脾和胃；桃仁、苦杏仁温润通下；病人患病年限已久，恐后天伤及先天，故加入熟地、山茱萸、砂仁、桑椹以补肾固本，防止病情加剧，同时也含唐师"治未病"的思想。服药 2 周后，病人大便次数增加，偶有腹部不适感，病情渐轻，效不更方。

参考文献

［1］苏敏，王凤云，唐旭东. 唐旭东教授应用肠安Ⅰ号方治疗腹泻型肠易激综合征的临床经验［J］. 中华中医药杂志，2015，30（3）：764－766.

［2］林媚，唐旭东. 唐旭东教授治疗腹泻型肠易激综合征经验述要［J］. 实用中医内科杂志，2009，23（11）：9－11.

（王雪娇）

·第十三章·
溃疡性结肠炎

第一节　溃疡性结肠炎病案一

一、　病情回放

姓名：常某　　**性别**：女　　**年龄**：56 岁

初诊：2016 年 10 月 25 日。

主诉：腹痛、腹泻 4 月余。

现病史：病人 4 个月前因腹泻，大便夹有黏液脓血，故于中国中医科学院西苑医院进行肠镜检查，报告显示"溃疡性结肠炎"。目前服用美沙拉嗪片 2 g/日。刻诊：大便有少许黏液脓血，大便 1 日 3 次，溏泄，腹部畏寒，左下腹不适。食纳可，时有胃脘隐痛，多在饥饿时发作，进食油腻食物易胀。平素心烦易怒。舌胖淡红，舌尖略红，苔薄黄，脉细弦。

辅助检查：2016 年 6 月中国中医科学院西苑医院肠镜检查报告：溃疡性结肠炎（缓解期，左半结肠型）。

诊断：

中医诊断：痢疾（寒热错杂证）、泄泻（肝郁脾虚证）。

西医诊断：溃疡性结肠炎。

治则：温阳健脾，祛湿清热，理气和胃。

处方 1：

生黄芪 20 g	炒白术 15 g	防　风 10 g	茯　苓 30 g
法半夏 9 g	仙鹤草 20 g	陈　皮 12 g	赤　芍 15 g
白　芍 15 g	黄　柏 15 g	黄　连 6 g	炮　姜 6 g
姜　炭 6 g	海螵蛸 30 g	延胡索 12 g	木　香 12 g
砂　仁 6 g	炙甘草 6 g		

共 28 剂，水煎服，日 1 剂，分 2 次温服。

处方 2：地衣芽孢杆菌活菌胶囊（0.25 g×36 粒×2 盒）。

用法用量：口服；0.5 g/次，3 次/日。

美沙拉嗪片（0.25 g×24 片×2 盒）。

用法用量：口服；0.5 g/次，4 次/日。

复诊：服药 1 个月后复诊，大便 1 日 1 次，尚成形，仍有少许黏液脓血，偶有腹部不适感。纳可，胃脘隐痛、易胀症状减轻。舌胖淡红，苔薄白，脉细弦。调整黄柏 12 g，余药不变，继服。

二、 背景知识

（一） 溃疡性结肠炎的概念及流行病学

溃疡性结肠炎（ulcerative colitis，UC）是以结肠黏膜持续炎症为表现的一种慢性炎性疾病，通常活检无肉芽肿性病变[1]。该病病程呈复发与缓解交替发作，发病机制尚未完全明确。2017年中国共识意见指出，目前中国 UC 患病率已达 11.6/10 万人，并有逐渐年轻化趋势，男女发病率大致相等[2]。

（二） 诊断依据

UC 的临床表现为持续或反复发作的腹泻和黏液脓血便、腹痛、里急后重。

结肠镜检查是溃疡性结肠炎最重要的检查手段。病变多累及直肠，呈连续性、弥漫性分布。30%～50%病人仅有直肠和乙状结肠受累，如本例病人。一般镜下表现：①黏膜红斑；②黏膜充血水肿，血管纹理模糊、紊乱、消失；③质脆、自发或接触出血和脓性分泌物附着；④黏膜粗糙、呈细颗粒状；⑤病变明显处可见弥漫性、多发性糜烂或溃疡；⑥结肠袋变浅、变钝或消失以及假息肉和桥黏膜等。

病情分为活动期和缓解期，活动期又分为轻、中、重度。临床进行疗效评估较常用的方法是改良 Truelove 和 Witts 严重程度分类标准[3]（表 12 - 1）。

表 12 - 1 UC 活动期临床严重程度分类标准

便次/日	轻度	重度
	<4	≥6
便血	轻或无	重
脉搏	正常	>90 bpm
体温	正常	>37.8 ℃
血红蛋白	正常	<10.5 g/dL
ESR	<20 mm/h	>30 mm/h

注：中度介于轻、重度之间；缓解期为无症状。

（三）诊疗要点

（1）传统药物治疗以控制炎症、缓解症状、改善生活质量为目标，采用"升阶治疗"。国内最新共识意见将"加强对病人的长期管理"作为治疗目标之一。

（2）传统药物治疗包括氨基水杨酸制剂、糖皮质激素及免疫抑制剂三大类。①氨基水杨酸制剂包括柳氮磺吡啶、奥沙拉嗪及美沙拉嗪，一般用于轻、中度 UC。②糖皮质激素一般用于中、重度或急性发作期 UC，或轻、中度 UC 在足量氨基水杨酸制剂治疗（一般 2~4 周）症状控制不佳尤其是病变较广泛病人。按泼尼松 0.75~1 mg/（kg·d）给药，症状缓解时逐渐减量至停药。③免疫抑制剂适用于激素无效或依赖的病人，常用硫唑嘌呤和 6 - 巯基嘌呤。临床有时会将氨基水杨酸制剂与嘌呤类药物合用，但氨基水杨酸制剂会增加硫嘌呤类药物骨髓抑制的毒性，需要严密监测[3-4]。

（3）抗生素的使用。对 UC 病人是否应使用抗生素以及如何使用抗生素还存在争议。国内 2012 年 Meta 分析结果表明抗生素对 UC 的诱导缓解有效。目前，重型、爆发型 UC 及合并有感染或中毒性巨结肠的病人应使用抗生素，而对于轻、中度 UC 病人不提倡常规使用抗生素。

（4）益生菌。肠道菌群的改变可能导致或加重炎性肠病（IBD），很多病人可能使用益生菌，但目前尚没有依据支持它们在治疗 UC 中有效。

（5）缓解期一般以氨基水杨酸制剂维持，疗程为 3~5 年或更长。远端结肠炎以美沙拉嗪栓剂每晚 1 次局部用药，加服氨基水杨酸制剂疗效更佳。

（6）UC 现在逐渐被认为是一种致残性疾病，有效的治疗基于正确的诊断，治疗前对病情的评估极为重要。首先要判断诊断是否正确；其次结合肠镜观察大肠病变的部位及范围；再次对疾病的严重程度和活动性做出分级；最后看病人有无肠外表现及并发症。

三、 用药分析及体会

（一） 用药分析

1. 温清并用

本例病人大便稀溏、腹部畏寒，呈现一定寒象；但脓血便兼饥饿时胃脘疼痛、舌尖略红、苔薄黄，又表现出一定热象。因此判断该例病人证属寒热错杂，治宜温清并用。唐师认为脾不寒则无寒热错杂证，脾寒则气虚，出现食后消化不良、脘腹胀满、便溏等表现。临床治疗脾胃疾病属寒热错杂证候的基础方剂有半夏泻心汤和乌梅丸，半夏泻心汤更为常用，乌梅丸一般用于上焦热盛兼脾肾阳虚证，病人表现为既有心烦易怒、口腔溃疡，又有腹部怕凉、喜食热饮、大便稀溏等症状。本例病人以半夏泻心汤更为适宜，病人以大便溏泄伴少许黏液脓血为主症，腹部畏寒、空腹胃脘隐痛、进食油腻则脘腹胀满，显示有脾虚征象；追问病史得知病人平素情绪容易波动，加之脉弦，故符合肝郁脾虚之泄泻。综合症状及舌脉，以痛泻要方合半夏泻心汤为基础方进行加减。

病人便溏、进食油腻后脘腹胀满，此为典型脾气不足，故以健脾之生黄芪为君药；陈皮、炒白术、白芍、防风取痛泻要方疏肝健脾、祛痛止泻之意；茯苓可渗湿健脾，使水走小肠，利小便所以实大便；法半夏、黄连为半夏泻心汤核心组成，病人主要为下焦病变，故黄芩替换为黄柏，炮姜、姜炭并用，以反佐黄连、黄柏的寒凉之性；病人饥饿时胃脘隐痛，多为胃酸导致，故用海螵蛸联合黄连、姜炭制酸止痛；赤芍清热活血；木香、砂仁理气和胃，延胡索通行一身上下诸气，可行理气止痛之功，三药合用既可缓解上焦胃脘胀满之症，又可治下焦里急后重之状；最后炙甘草调和诸药。

现代药理学研究证实，白芍可降低炎症过程中的血管通透性，具有明显的镇痛作用，对炎症早期的渗出性反应有很好的抑制作用[5]。防风含色原酮及色原苷和挥发油等脂溶性成分，具有一定抗菌和抗炎作用，其防风多糖可通过作用于巨噬细胞，发挥增强免疫的功能[6]。半夏提取物对早期、增殖期炎症以及对变态反应性炎症均有抗炎作用，其抗炎作用机制可能与刺激糖皮质激素释放和抑制糖皮质激素消除代谢的糖皮质激素样作用有关[7]。茯苓能增加细胞内 K + 含量，改变细胞内渗透压，可能与其渗湿利水功效相关[8]。有研究提出腹泻可能与肠黏膜中炎性因子增多有关，止泻药的机制之一可能与抑制炎性因子的释放有关。这一观点可以在一定程度上解释具有止泻作用的中药同时具有抗炎作用。

2. 气血同调

该病的基本病机是邪气壅滞肠中，祛除邪气才能恢复肠腑传导之职，调气和血为其正治。方中加入木香、砂仁、延胡索等行气药，又有仙鹤草、赤芍等药活血化瘀，可起到"调气则后重自除，行血则便脓自愈"之效果。但该病人大便溏软，故行气药不可多用，否则易加重大便稀溏的症状。

3. 时时顾护胃气

中医强调："有胃气则生，无胃气则死""人以胃气为本，而治痢尤要"。方中黄连、黄柏为清热燥湿药，久用有损伤胃气之弊，故以温性的炮姜加姜炭反佐，起到顾护胃气的作用；若病人阳虚明显，可考虑使用干姜。

（二）思考与体会

1. 重视辨证论治

该病人就诊时为缓解期，病情已发展至虚实夹杂、寒热并存、气血同病阶段。然而门诊病人刻诊临床表现不一，根据临床常见的溃疡性结肠炎病人的症状，前期可将其主要分为湿热证、寒热错杂证，随着病情发展出现虚实夹杂证，或兼有脾虚，或兼有肝脾不调，后期可能有脾肾阳虚表现。缓解期以正虚为主，或兼有湿热余邪。由于病人就诊时病期不同、病情轻重不同、个体差异悬殊，因而需要进行细致辨证，尤需掌握寒热虚实，据此遣方用药，才能取得较好的疗效。

唐师提倡胃肠病的辨证使用脾胃病辨证新八纲，即脏腑、虚实、气血、寒热。中医的辨证理论与辨证模式是按照临床实践的需要而建构的，原八纲的阴阳、表里、寒热、虚实的辨证方法在临床实践中确有起到重要作用，但由于时代的进步，经济文化水平的提高，社会节奏的加快，人群的疾病谱也不断发生改变，某些中医理论不再能满足临床需求，所以必须不断充实和完善。目前胃肠病的发生多与情绪有关，尤其是功能性胃肠病，罗马标准提出其主要机制之一即脑－肠轴功能失调[9]，与中医理论中"肝失疏泄"异曲同工，肝郁则气滞，气滞则血行不畅，且肝郁则脾气虚，气虚则湿生，无力推动血行，故影响到血分，因此气血与脏腑在胃肠病辨证中必不可少。

痢疾一病初起邪客大肠，病在气分；久病气滞血瘀，加有湿滞热郁，伤及肠腑脂膜血络，壅而为脓，故出现腹痛、下痢脓血便等症状。该病病程多为虚实夹杂，或谓脏虚腑实。

2. 汇通中西治疗

中西医结合在临床中应用越来越广泛，不仅体现在诊断方面，对于某些重症的治疗，中西药并用更能发挥协同作用。唐师门诊治疗溃疡性结肠炎病人，一般嘱病人继续用激素类或氨基水杨酸制剂治疗，以迅速控制病情，同时根据辨证处以清热解毒、活血凉血行气之中药汤剂，双管齐下，既可以减少西药剂量，缩短疗程，减少副作用，又可提高疗效，改善预后。

唐师经常告诫我们年轻的中医人，胃肠病在临床中的诊治必须注重细节，如病人胃脘胀满在餐前还是餐后，胃痛是否夜间加重，大便黏滞还是稀溏等，一个看似简单的症状，根据其特点可辨为不同证型。要成为一名明医，尤其是中医，就要根据临床实践，与理论相联系，二者缺一不可。首先，要有扎实的理论基础，这就需要对课堂知识的熟练掌握。例如本例病人表现为饥饿时胃脘隐痛明显，应忌用柴胡。柴胡主入肝胆经，能疏肝解郁，调节胆汁分泌。若加柴胡可能促进胆汁分泌，加重病人餐前胃脘隐痛的症状。病人大便偏稀，应慎用当归。当归在诊治本例病人中虽能活血，但当归还有润燥滑肠的功效，若加当归，病人便溏的症状可能加重。其次，丰富的临床经验也是必需的，主要有2个途径，其一是通过跟师学习，跟多个不同的明医学习，老师的点拨至关重要；其二是将自己学习到的理论知识应用到临床实践，不断探索，并进一步深化理论，内化为自己的见解。最后，要多读近代名医经验及案例。只有用心，有悟性，多思考，才是真正的学习，才能在成为明医之路上成长。

参考文献

[1] SILVERBERG M S, SATSANGI J, AHMAD T, et al. Toward an integrated clinical, molecular and serological classification of inflammatory bowel disease: Report of a Working Party of the 2005 Montreal World Congress of Gastroenterology [J]. Can J Gastroenterol, 2005, 19 (sup-

ple）：5A - 36A.

［2］张声生，沈洪，郑凯，等. 溃疡性结肠炎中医诊疗专家共识意见［J］. 中华中医药杂志，2017，32（8）：3585 - 3589.

［3］GOMOLLÓN F, DIGNASS A, ANNESE V, et al. 3rd European Evidence - based Consensus on the Diagnosis and Management of Crohn's Disease 2016：Part 1：Diagnosis and Medical Management［J］. J Crohns Colitis, 2017, 11（1）：3 - 25.

［4］HARBORD M, ELIAKIM R, BETTENWORTH D, et al. Third European Evidence - based Consensus on Diagnosis and Management of Ulcerative Colitis. Part 2：Current Management［J］. J Crohns Colitis, 2017, 11（2）：135 - 149.

［5］李辉，文莉. 白芍总苷的抗炎活性［J］. 中国医院药学杂志，2011，31（4）：283 - 286.

［6］刘双利，姜程曦，赵岩，等. 防风化学成分及其药理作用研究进展［J］. 中草药，2017，48（10）：2146 - 2152.

［7］张明发，沈雅琴. 半夏提取物抗菌抗炎及其抗肿瘤药理作用研究进展［J］. 抗感染药学，2017，14（6）：1089 - 1094.

［8］游昕，熊大国，郭志斌，等. 茯苓多种化学成分及药理作用的研究进展［J］. 安徽农业科学，2015，43（2）：106 - 109.

［9］DROSSMAN D A, HASLER W L. Rome IV—Functional GI Disorders：Disorders of Gut - Brain Interaction［J］. Gastroenterology, 2016, 150（6）：1257 - 1261.

（段园志）

第二节　溃疡性结肠炎病案二

一、病情回放

姓名：牛某　　**性别**：女　　**年龄**：65 岁

初诊：2016 年 12 月 22 日。

主诉：腹痛兼黏液脓血便 1 月余。

现病史：腹痛明显，大便夹少量血和黏液，纳少，食后胀满，无烧心，口黏，不苦，使用美沙拉嗪栓剂后出现里急后重、便血。舌淡红，苔薄黄腻，脉滑。

辅助检查：肠镜检查报告：直乙交界溃疡。

诊断：

　　中医诊断：痢疾/腹痛（湿热蕴毒证）。

　　西医诊断：溃疡性结肠炎。

治则：清热燥湿，调和气血。

处方：

柴　胡 10 g	生黄芪 20 g	党　参 15 g	炒苍术 15 g
黄　芩 12 g	黄　连 6 g	干　姜 6 g	佩　兰 15 g
枳　实 15 g	砂　仁 6 g	炒槐花 15 g	生地榆 30 g

白　芷 15 g　　肉　桂 3 g　　法半夏 9 g　　炙甘草 6 g

延胡索 12 g　　白　芍 30 g　　当　归 10 g

滑　石（先煎）10 g

二诊： 2017 年 1 月 5 日。

刻诊：大便 2 日 1 次，或 1 日 1 次，不干，黏液和血便明显减少，小腹隐痛，午餐后明显，舌苔灰黄，有高血压病史，血压波动。

处方： 上方去滑石、当归，加小茴香 6 g，川楝子 6 g，车前子（包煎）10 g。

三诊： 2017 年 2 月 9 日。

刻诊：大便略干，1 日 1 次，口干，右下腹下午 3 点左右疼痛，偶大便夹少量血，无黏液，腹部不胀气。舌淡红，苔薄、中根略薄腻微黄，脉细滑。

处方 1： 上方去党参、炒苍术、黄芩、黄连、干姜、法半夏、川楝子、延胡索，加牡丹皮 12 g，炒栀子 15 g。

处方 2： 地衣芽孢杆菌活菌胶囊（0.25 g×36 粒×2 盒）。

用法用量： 口服；0.5 g/次，3 次/日。

本次服药后，病人症状基本得到控制，疼痛症状明显减轻，大便偶见血和黏液，嘱病人平时注意饮食，合理休息，以防症状再次加重。

二、 背景知识

见"溃疡性结肠炎病案一"。

三、 用药分析与体会

本证多由湿热塞滞肠中，气血失调所致，治疗以清热燥湿、调气和血为主。湿热下注大肠，搏结气血，酿为脓血，而为下痢赤白；纳少、食后胀满为脾不运化之征，肠道气机阻滞则腹痛、里急后重。《济世方·痢疾论治》有记载："每遇此证，必先导涤肠胃，次正根本，然后辨其风、冷、暑、湿而治。"方中以柴胡芍药汤加减，柴胡透表泻热、升举阳气，黄芩、黄连性味苦寒，入大肠经，功擅清热燥湿解毒，以除致病之因，为君药。重用白芍养血和营、缓急止痛，配以当归养血活血，体现了"行血则便脓自愈"之义，又可兼顾湿热邪毒熏灼肠络，伤耗阴血之虑；佩兰、砂仁、枳实行气导滞，"调气则后重自除"，诸药相配，调和气血，是为臣药。黄芩、黄连清热燥湿之功著，法半夏、干姜辛散之力强，合当归、白芍则活血行气之力彰，而炒槐花清大肠湿热，白芷祛风理血，合用共奏清肠疏风、凉血止血之功。方中生黄芪、党参、炒苍术健脾燥湿以正本，以少量肉桂辛热温通之性，既可助当归、白芍行血和营，又可防呕逆拒药，属佐助兼反佐之用。炙甘草调和诸药,与白芍相配,又能缓急止痛,亦为佐使。诸药合用,湿去热清,气血调和,故诸症减轻。

二诊时,病人血压不稳,从现代医学角度看,降血压的药物中以利尿剂降压显效最快,考虑该病人的血压与情绪波动有关,因此,加川楝子与延胡索组成金铃子散以疏肝泻热行气血,既可缓解腹部疼痛又可使血压平稳。三诊时,仅见病人右下腹疼痛,无纳差、腹胀等症,遂去党参、炒苍术、黄芩、黄连、干姜、法半夏,大便略干和口干等症状提示热象偏重,故去川楝子和延胡索,加炒栀子、牡丹皮以清热。

总之,清热化湿是治疗溃疡性结肠炎的基本法则,而清法易损脾胃,用药切记凉而勿损伤脾胃阳气,寒而勿阻滞气血运行,用药应寒热相配,温凉互佐。对于体质虚弱者,不可重用寒凉药物,避免湿热未已,阳气又伤。湿热蕴结,气血不通,相互搏结,腐肉成殇,最易留瘀。脉络瘀阻,是溃疡性结肠炎经久不愈的重要病理机制,因此唐师在清法中,辅以调和气血之品,化瘀通络,并随证灵活加减,取效颇捷。

(王凤云)